W0259451

Kurt Piscol

Die Blutversorgung des Rückenmarkes und ihre klinische Relevanz

Mit 37 Abbildungen und 3 Tabellen

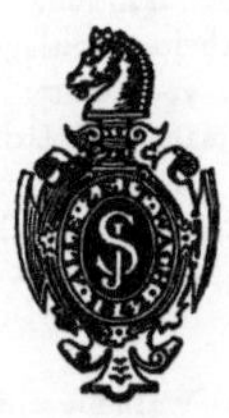

Springer-Verlag Berlin · Heidelberg · New York 1972

Privatdozent Dr. Kurt Piscol
Leitender Oberarzt an der Neurochirurgischen Abteilung
des Chirurgischen Zentrums Heidelberg
Wissenschaftlicher Rat der Universität Heidelberg

ISBN-13:978-3-642-65339-1 e-ISBN-13:978-3-642-65338-4
DOI: 10.1007/978-3-642-65338-4

Softcover reprint of the hardcover 1st edition 1972

Herstellung: Konrad Triltsch, Graphischer Betrieb, 87 Würzburg

Schriftenreihe Neurologie — Neurology Series

8

Inhaltsverzeichnis

Einleitung

Das Rückenmark zählt zu den Organen, welche nicht nur in der allgemeinmedizinischen, sondern auch in der neurologischen Darstellung eine besonders weitgehende Schematisierung erfahren haben.

Diese Schematisierung geht einmal auf den Bauplan des Organs selbst zurück. Schon seine äußere Form mit der bilateralen Symmetrie, den so regelhaft angeordneten Wurzeln und Intumescenzen, die durchgehende und formal so eindrucksvolle Trennung von grauer und weißer Substanz und die histologischen Gesetzmäßigkeiten bieten sich hierfür an. Zum anderen hat aber die glanzvolle Entwicklung der Neurologie und ihrer Nachbarwissenschaften, nicht zuletzt auch der Neurochirurgie hieran ihren Anteil. Immer mehr neurologische Phänomene ließen sich der umschriebenen Schädigung ganz bestimmter Strukturen und Systeme in definierbarer Ausdehnung über den Quer- und Längsschnitt des Rückenmarks zuordnen und pathophysiologisch begreifen. Die Namen aller hieran beteiligten Kliniker, Anatomen, Pathologen und Physiologen aufzuzählen, würde den Rahmen der Arbeit sprengen. Der neurochirurgischen Intentionen wegen, welche den folgenden Untersuchungen zugrunde liegen, sei jedoch erlaubt, auf zwei Daten hinzuweisen: das Jahr 1887, in dem Gowers durch die Diagnostik und Horsley durch die erste Exstirpation eines Rückenmarkstumors die eminente praktische Bedeutung der Lokalisationslehre demonstrierten, und das Jahr 1936, in welchem Foerster in seinem Handbuchbeitrag „Symptomatologie der Erkrankungen des Rückenmarks“ die bisherigen Erkenntnisse und seine großen eigenen, auch neurochirurgischen Erfahrungen zusammenfaßte und ein zusammenhängendes Bild der spinalen Organisation entwarf. Diese in der Phase der klassischen Neurologie aus der diagnostischen Praxis und dem Experiment abgeleiteten Schemata einer strukturellen und funktionellen Gliederung haben sich — von erforderlichen Modifikationen und Vertiefungen abgesehen — vielfach bewährt.

Anders verhält es sich mit dem geläufigen Bild von der Gefäßversorgung des Rückenmarks. Hier besteht eine eklatante Divergenz zwischen dem klassischen Schema und der Realität.

Seit der eindeutig ästhetisierenden Wiedergabe spinaler Gefäße durch Vieussens in der „Neurographia universalis“ des Jahres 1690, besonders aber seit dem Erscheinen der „Elementa physiologiae corporis humani“ Albrecht von Hallers aus dem Jahre 1762 zieht sich durch alle nennenswerten Lehrbücher folgende Darstellung der Hauptarterien des Rückenmarkes: vom intracraniellen Abschnitt der beiden Vertebralarterien entspringen drei große Längsarterien, eine ventrale „A. spinalis anterior“ und zwei dorsale „Aa. spinales posteriores“, welche sich kontinuierlich und ohne nennenswerte Änderung des Kalibers, höchstens mehr oder weniger geschlängelt bis zum caudalen Ende des Rückenmarks hinziehen. Seitliche Zuflüsse, also Wurzelgefäße, dienen nur der besseren Auffüllung. Von speziellen Abhandlungen abgesehen, finden sich auch in modernen Darstellungen entweder nur eine Erhöhung der Zahl der

Längsarterien, nämlich von drei auf neun (zusätzlich ventrolaterale, laterale und posterolaterale Paare), oder aber die spinale Vascularisation wird nur unvollständig oder andeutungsweise erwähnt, selbst in der nur dem Nervensystem gewidmeten Abhandlung von CLARA (1959). Es handelt sich dabei jedoch offensichtlich um eine internationale Erscheinung, denn unter anderen weisen PERESE et al. 1959 in den USA, LAZORTHES et al. 1962 in Frankreich und TURNBULL et al. 1966 in Schweden auf diesen Sachverhalt hin. Und dies, obwohl ADAMKIEWICZ bereits 1882 und KADYI 1886 bzw. 1889 die einzelnen Gefäßsysteme des Rückenmarks in den Grundzügen exakt beschrieben haben.

Durch klinische Fragen, z. B. nach den Grundlagen hämodynamischer Störungen in bestimmten Zonen des Rückenmarks (s. ZÜLCH) oder nach zirkulatorischen Sekundärschäden bei Wirbelsäulentraumen (s. D. TÖNNIS) bzw. bei raumfordernden spinalen Prozessen (als Vermutung schon von FOERSTER geäußert), ist das Problem der spinalen Vascularisation wieder aktuell geworden. Auch hier basieren offensichtlich die unterschiedlichen Ansichten auf den noch unvollkommenen anatomischen und physiologischen Kenntnissen von der spinalen Blutversorgung.

Die Tatsache, daß unser Wissen gerade von entscheidend wichtigen Teilaspekten der spinalen Kreislaufphysiologie so lückenhaft ist, muß sicher mit den besonders großen Schwierigkeiten begründet werden, welche sich exakten Untersuchungen entgegenstellen. Es soll nur darauf aufmerksam gemacht werden, daß praktisch kein Pathologisches Institut in der Lage ist, diese bei der erforderlichen Sorgfalt äußerst zeitraubenden Maßnahmen routinemäßig durchzuführen, daß die Dimensionen der spinalen Gefäße bei dem jetzigen Stande der Untersuchungstechnik ein Spezialinstrumentarium und die Auflichtmikroskopie erforderlich machen und daß für Beobachtungen in vivo, also bei Operationen, das wesentliche ventrale Versorgungssystem dem Blick und Zugang bisher entzogen ist. Grundsätzlich dürfte aber die neubelebte Diskussion um die „spinalen Durchblutungsstörungen" wieder ein zunehmendes Interesse an diesen Verhältnissen geweckt haben.

Die folgenden Untersuchungen sollen zur Erweiterung und Konsolidierung unserer allgemeinen Kenntnisse, besonders aber auch zur besseren Beurteilung spinaler Zirkulationsstörungen sowie zur Erhöhung der Sicherheit bei diagnostischen und therapeutischen Eingriffen beitragen.

A. Morphologische Grundlagen

Die spezielle Problematik des Komplexes „spinale Vascularisation — spinale Durchblutungsstörungen“ geht aus dem Protokoll einer Sitzung der Wiesbadener Tagung der Deutschen Gesellschaft für Neurologie des Jahres 1966 hervor, welche das Thema „Die spinale Mangeldurchblutung und ihre Folgen“ behandelte (Verh. Dtsch. Ges. Inn. Med. 72 (1967), 1007—1059). Diesem Protokoll sind nicht nur die abweichenden Befunde der einzelnen Autoren zu entnehmen, sondern auch die Tatsache, daß die bisher gesammelten Kenntnisse über die zugrunde liegende Gefäßversorgung noch gegensätzliche Auslegungen bzw. Rückschlüsse auf die Funktion zulassen. Das heißt aber, daß jedes weitere Faktum, welches diesen spekulativen Spielraum einengt, willkommen sein sollte.

Um für die folgenden Darstellungen und Untersuchungen eine Basis — auch in terminologischer Hinsicht — zu schaffen, sollen Grundzüge der Gefäßversorgung des Rückenmarks vorweg beschrieben werden.

Das arterialisierte Blut der linken Herzkammer erreicht auf mehreren Wegen den Spinalkanal. Für den oberen Abschnitt wird offensichtlich immer der Weg über eine A. subclavia benutzt. Von hier aus fließt es dann durch die A. vertebralis, cervicalis ascendens, cervicalis profunda oder intercostalis suprema in die Rami spinales. Unterhalb des Foramen intervertebrale $D_{1/2}$ bzw. $D_{2/3}$ verläuft die Zufuhr dagegen über die Rami spinales der Aa. intercostales, lumbales, lumbales imae, iliolumbales oder sacrales laterales, welche aus der thoracolumbalen Aorta bzw. direkt oder indirekt aus den Aa. iliacae abgehen.

Mit Ausnahme der atlanto-occipitalen Eintrittsstelle der A. vertebralis werden also die Foramina intervertebralia jeweils von den *Rami spinales* der verschiedenen Zubringerarterien erreicht. Diese Rami spinales treten durch die Foramina in den Spinalkanal ein und verzweigen sich in drei Äste, nämlich in einen *Ramus anterior canalis spinalis,* eine *A. nervomedullaris* und einen *Ramus posterior canalis spinalis.*

Die Rami anteriores et posteriores gehen in Anastomosenbildungen innerhalb des Spinalkanals über und versorgen neben den Strukturen des Epiduralraumes auch Anteile der Wirbelsäule.

Die A. nervomedullaris dagegen durchbohrt die Dura und kann sich in eine *A. radicularis anterior* und eine *A. radicularis posterior* teilen, welche mit einer Vorder- oder Hinterwurzel zum Rückenmark ziehen. Diese können dann Anschluß gewinnen an die drei Hauptlängsgefäßstämme, welche unter den Namen *A. spinalis anterior* und *Aa. spinales posteriores* bekannt sind und ihren Ursprung von den gleichnamigen Ästen des intrakanalikulären Abschnitts der Aa. vertebrales nehmen sollen.

Von diesen Längsstämmen gehen oberflächliche Querverbindungen ab, zum Teil unter Bildung sekundärer Längsketten, welche zusammen die *Vasocorona* bilden. Von der A. spinalis anterior nehmen außerdem die in die Fissura mediana anterior einstrahlenden *Aa. sulci* (auch centrales bzw. sulcocommissurales genannt) ihren Ausgang, um sich vorwiegend in den zentralen zwei Dritteln des Rückenmarkquerschnittes aufzuzweigen. Aus den Gefäßen der Vasocorona gehen die radiär angeordneten Äste für die peripheren Rückenmarksanteile ab. Danach folgt die Aufzweigung in das Capillarnetz.

Auf der venösen Seite führen horizontale und mehr oder weniger radiär verlaufende Venen das Blut wieder an die Oberfläche in einen *perimedullären Venenplexus* zurück. Dieser entleert sich letztlich in zwei große, geschlängelt in der Mittellinie der Ventral- und Dorsalfläche gelegene Venen, die *Vena mediana spinalis anterior* und *Vena mediana spinalis posterior*.

Von hier aus erfolgt dann die Drainage über *Venae radiculares anteriores et posteriores* in epidurale und über transforaminale Verbindungen in extravertebrale Venenplexus, aus welchen das Blut über verschiedene Venensysteme letztlich in die Venae cavae superior et inferior gelangt.

I. Extravertebrales und extradurales Zuflußsystem

Auf die sogenannten Zubringerarterien gehen in den letzten Jahren besonders CLEMENS u. Mitarb. ein. NOESKE (1958) gibt recht detailliert die Zuflüsse zur Hals- und obersten Brustwirbelsäule an. Dabei sollen als Quelle für die obersten zwei Rami spinales nur die A. vertebralis, für die zwei folgenden die A. vertebralis und die A. cervicalis ascendens, für die Rami spinales C_5—C_7 überwiegend die A. cervicalis ascendens, für den 8. Ramus spinalis die A. cervicalis profunda und für den ersten und zweiten thoracalen Ast die A. intercostalis suprema in Frage kommen. Die Äste verschiedener Provenienz können sich gegenseitig verstärken. Aus Gründen der segmentalen Organisation trete jedoch jeweils nur ein Ramus spinalis in das entsprechende Foramen intervertebrale ein. Da meist ältere anatomische Befunde zugrunde liegen, betont NOESKE, daß es sich um ein Ordnungsschema handele mit zahlreichen Abweichungsmöglichkeiten. Neuere präparatorische Untersuchungen an einem größeren Material sind nicht bekannt. Die Quellen für die Rami spinales D_3 bis L_4 sind durch die Anordnung der Aa. intercostales et lumbales weniger problematisch; allerdings wirkt sich die linksseitige Position der Aorta auf den Verlauf dieser Gefäße aus. Die Regelmäßigkeit der Anordnung soll im Intercostalbereich nach FORSSMANN u. PETREN (1938) Unterbrechungen erfahren können.

Für die caudalen Rami spinales kommen als Ursprungsgefäße die A. lumbalis V und die Sacralarterien in Frage. Nach SARTESCHI u. GIANNINI (1960) kann erstere aus der A. iliolumbalis, aus der A. iliaca communis oder direkt aus der Aorta hervorgehen, während letztere aus der A. sacralis lateralis superior, media oder lateralis inferior bzw. aus der A. hypogastrica entspringen können. JELLINGER (1966) weist darauf hin, daß der von DESPRONGE-GOTTERON (1955) und von DE SEZE et al. (1957) beschriebene Ast, welcher aus der A. iliaca communis entspringen und an die Wurzel L_5 oder S_1 herantreten soll, eine „seltene Variation" darstelle und nur ausnahmsweise an der Versorgung des Conus beteiligt sei.

Gelegentlich vereinigen sich zwei oder wohl auch drei zuführende Ästchen zu einem stärkeren Ramus spinalis. In anderen Fällen verlaufen Ramus anterior et posterior canalis spinalis nach Vorverlegung der Teilungsstelle des Ramus spinalis bereits getrennt durch das Foramen (SOLOTUCHIN, 1933). Nach CLEMENS (1966) können auch mehrere Rr. spinales ganz fehlen.

Dazu scheibt er — im Gegensatz zu seinem Schüler NOESKE —: „Es sei daran erinnert, daß ein Foramen intervertebrale, durch das ein R. spinalis ziehen könnte, zwischen Occiput und Atlas sowie zwischen Atlas und Axis fehlt." Er weist weiter auf regelmäßige arterielle Anastomosennetze auf der Vorderseitenfläche und auf der Hinterfläche der Wirbelkörper sowie auf der Innenseite der dorsalen Spinalkanalbegrenzung hin, an welchen die Rr. spinales sowie Rr. anteriores et posteriores canalis spinalis mit ihren Aufzweigungen beteiligt seien. Auf diese Befunde wird später kritisch eingegangen werden.

Diese ausgedehnte Anastomosenbildung, welche „eine gleichmäßige Blutverteilung nach allen Richtungen ... in jedem Falle gewährleistet", veranlaßt CLEMENS (1966), jede Einteilung der Quellgebiete der spinalen Blutversorgung in Gruppen — z. B. eine craniale mit Ästen aus der A. subclavia und eine caudale mit Ästen aus der Aorta — abzulehnen. Wir werden auch hierauf noch zurückkommen.

Mit den Aa. nervomedullares beginnt das rückenmarkseigene Versorgungsterritorium. Seit ADAMKIEWICZ (1882) und wenig später sein Schüler KADYI (1886 und 1889) in ihren unübertroffenen Abhandlungen darauf hingewiesen haben, daß diese Gefäße mit ihren Wurzelästen essentiell und nicht nur auxiliar an der Versorgung des Rückenmarks beteiligt sind, beim Erwachsenen aber nur ein Teil von ihnen das Rückenmark erreicht, haben eine Reihe von Autoren ergänzende Untersuchungen durchgeführt. Das größere Interesse haben immer die Vorderwurzelarterien gefunden; einmal weil sie wirklich den wesentlichen Anteil an der Versorgung des Rückenmarkes haben, zum anderen aber auch, weil sie sich besser darstellen und beurteilen lassen. Gemeint sind damit die „signifikanten" Arterien (SUH u. ALEXANDER, 1939), welche mit ihren Aufzweigungen die A. spinalis anterior bilden.

Auf die Aa. nervomedullares selbst und diejenigen ihrer Äste, welche nicht in die großen Längsketten einmünden, wird in der Literatur u. E. zuwenig Wert gelegt. Es liegen auch recht unterschiedliche Angaben vor. Während man z. B. den Untersuchungen TANONS (1908) entnehmen kann, daß annähernd jedes Segment beiderseits eine A. nervomedullaris erhält, gewinnt man aus den Angaben von CLEMENS (1966), NOESKE (1958) und auch JELLINGER (1966) den Eindruck, daß die ontogenetische Zuflußreduktion die Aa. nervomedullares im gleichen Umfang wie die Wurzelarterien betrifft. Dabei kann es sich jedoch auch um eine Frage der Abgrenzung handeln, denn JELLINGER schreibt an anderer Stelle, daß „mit vielen Wurzeln eine zarte A. spinalis propia verläuft, welche sich nicht an der Spinalversorgung beteiligt"; ein solches Gefäß kann aber definitionsgemäß nur einer A. nervomedullaris entspringen.

Jede A. nervomedullaris kann sich

a) in eine Vorder- und Hinterwurzelarterie aufzweigen oder

b) nur in eine Vorder- bzw. Hinterwurzelarterie verlängern oder

c) in kleine Ästchen verzweigen zur Versorgung der entsprechenden Wurzeln (s. NOESKE, 1958).

TANON unterteilt die Wurzelarterien grundsätzlich nach der Funktion in:

1. Artères radiculaires, welche sich in der Versorgung der Wurzeln erschöpfen und das Mark nicht erreichen,

2. Artères radiculo-pie-mériennes, welche bis an das piale meningeale Gefäßnetz heranreichen und bestimmte Äste an die Vorderseitenstränge abgeben können, und

3. Artères radiculo-medullaires ou principales, welche in die Längsstämme übergehen und die eigentliche Versorgung übernehmen.

SUH u. ALEXANDER (1939) erwähnen diejenigen Wurzelarterien, welche sich an den Wurzeln oder der Pia mater erschöpfen, also nicht zu den „significant arteries" gehören, nur nebenbei, geben aber doch Durchmesserwerte an, nämlich 34—214 μ.

Der größere Teil der Wurzelarterien soll nach FERRI u. FRIGNANI (1964) durch eine eigene Öffnung die Dura mater ventrocaudal der Wurzel passieren.

II. Die eigentlichen Rückenmarksarterien

1. Arteriae radiculares anteriores

Für die Blutversorgung des Rückenmarks spielen die Vorderwurzelarterien die entscheidende Rolle. Darüber besteht unter allen Autoren, welche sich mit diesem Problem näher befaßt haben, Einigkeit.

Die wesentlichen Arbeiten, welche sich mit der Zahl, der Verteilung und dem Verlauf dieser Arterien auseinandersetzen, stammen von ADAMKIEWICZ (1882); KADYI (1886); MIYADI (1931); SUH u. ALEXANDER (1939); WOOLLAM u. MILLEM (1955); LAZORTHES et al. (1957/58); GILLILAN (1958); NOESKE bzw. ROLL (gleiches Material, 1958); PERESE u. FRACASSO (1959); BARTSCH (1960); CORBIN (1961); MANNEN (1963); ROMANES (1964) und von JELLINGER (1966). Es handelt sich dabei um diejenigen Autoren, welche die Resultate ihrer Untersuchungen so detailliert niedergelegt haben, daß Vergleiche möglich sind. JELLINGER hat das große Verdienst, die weitgehende Auswertung dieses Materials in seiner Monographie 1966 vorgelegt zu haben.

Die Autoren stimmen darin überein, daß sich das „einheitliche phylo- und ontogenetische Prinzip der progressiven Desegmentation der spinalen Gefäßversorgung" (JELLINGER, 1966) an den Vorderwurzelarterien besonders deutlich ausgeprägt hat. LAZORTHES (1962) bezeichnet diesen Vorgang als „phénomène de sommation", vergleichbar demjenigen, welchen TANDLER (1962) für das arterielle System des Verdauungstraktes beschrieben hat. Dieser Prozeß soll in caudocephaler Richtung verlaufen (s. a. GOUAZE et al., 1964) und bereits im 5. Embryonalmonat mit zunehmender Obliteration der Arterien beginnen (STRONG, 1962).

Faßt man die Ergebnisse zusammen, so erreichen durchschnittlich 5 bis 6 Vorderwurzelarterien (minimal 2 und maximal 17) die Mittellinie, um dann in die A. spinalis anterior aufzugehen. Nach JELLINGER beträgt die Durchschnittsfrequenz dieser Zuflüsse für das Halsmark 2 bis 3 (Extremwerte 0—14), für das Brustmark ebenfalls 2 bis 3 (0—8) und für das Lumbosacralmark 0 bis 1 (0—4; in 42%: 0).

Bei der Auswertung der prozentualen Segmentverteilung der Vorderwurzelarterien ergibt sich immer wieder eine Zuflußhäufung im Bereiche der Intumescentia cervicalis (C_5—C_7) und des caudalen Brustmarks am Beginn der Intumescentia lumbalis (D_9—D_{12}). Das Zuflußminimum der Gesamtauswertung liegt (vom Conusbereiche abgesehen) im cervico-thoracalen Übergangsbereiche bei D_1 und D_2. (Kurve aus dem Gesamtmaterial im Vergleich mit den eigenen Ergebnissen s. Abb. 3.) Die Segmentverteilungskurven aus kleineren Fallsammlungen (z. B. NOESKE, 1958, oder BARTSCH, 1960) weichen hauptsächlich im Thoracalbereiche von dieser Gesamtkurve ab, zeichnen z. B. das Minimum bei D_4, besitzen aber nicht die statistische Relevanz der großen Zahl.

Diese macht sich auch bei der Frage nach der Lateralisation der Gefäße bemerkbar. Während nämlich CLEMENS (1966) angibt, daß eine Seitenbevorzugung nur bei der

A. radicularis magna zu beobachten sei, trifft dies bei größerem Material auf den gesamten Thoracolumbalbereich zu. Nur am Halsmark ist keine signifikante Seitendifferenz erkennbar (PISCOL, 1967).

Die A. radicularis magna (ADAMKIEWICZ) als größte Vorderwurzelarterie nimmt eine Sonderstellung in der Vascularisation des Rückenmarks ein, weil sie mit ihrem Ramus descendens und seinen Ästen die gesamte Versorgung der lumbalen Intumescenz übernehmen kann (z. B. TANON, 1908), und ihr nach ROLL (1958) eine besondere funktionelle Bedeutung zukommen soll.

Die A. radicularis magna begleitet nach LAZORTHES et al. (1962) sowie nach CORBIN (1961) in etwa 80% eine tiefe Thoracalwurzel und in etwa 20% eine Lumbalwurzel. Nach JELLINGERs statistischer Auswertung kann sie zwischen D_6 und L_5, am häufigsten bei D_9, D_{10} und L_1 auftreten. Für den Neurochirurgen ist interessant, daß sie mit der Wurzel L_2 noch in etwa 10% der Fälle, mit der Wurzel L_3 dagegen nur noch in 1,4% verläuft. An den Wurzeln L_4 und L_5 (je 0,1%) hat sie bisher nur MIYADI (1931) beobachtet. In 80% der Fälle tritt das Gefäß von links an das Rückenmark heran.

Nach ADAMS u. VAN GERTRUYDEN (1956) sollen sich — unter Berufung auf KADYIs Material — bei einem höheren Zutritt der A. radicularis magna die tieferen Äste zurückbilden, während bei tiefem Zutritt die höheren Arterien persistieren. Mit einem „high type of arteria radicularis magna" sei eine bessere Entwicklung von cervicalen und oberen thoracalen Arterien verbunden, das ganze Mark werde dafür jedoch von einer kleineren Zahl von größeren Zuflüssen versorgt! Zu einem ähnlichen Resultat kommt CORBIN (1961).

Das Kaliber der Vorderwurzelarterien wird von JELLINGER (1966), der die Ergebnisse von SUH u. ALEXANDER (1939); PERESE u. FRACASSO (1959); BARTSCH (1960); ROMANES (1964) u. a. zusammenfaßt, mit 200—1200 μ, für den Cervicalbereich mit 400—600 μ, für den Dorsolumbalbereich mit 550—1200 μ angegeben.

Für den Verlauf wird entsprechend den Wurzelverhältnissen eine von cranial nach caudal zunehmende schräge Richtung mit unterschiedlichem Aufzweigungsmodus in einen Ramus ascendens et descendens beschrieben. Auf die von NOESKE (1958) aufgezeichneten Verzweigungsbeispiele wird später noch einmal eingegangen werden müssen.

Diese Rami ascendentes et descendentes spielen für die Beurteilung der „A. spinalis anterior" eine eminente Rolle.

2. „Arteria spinalis anterior"

Entgegen den eingangs erwähnten schematisierenden Darstellungen handelt es sich bei diesem Gefäßtrakt nicht um eine durchgehende Arterie, auch nicht um ein einheitliches Gefäßrohr von annähernd gleichem Kaliber (siehe hierzu Kapitel „Spezielle Untersuchungen").

Den wesentlichen Anteil an der Erkenntnis, daß in diesem Gefäßtrakt eigentlich eine Anastomosenkette der auf- und absteigenden Äste der Wurzelarterien vorliegt, haben ADAMKIEWICZ (1882) und KADYI (1886 und 1889). Zu Recht wird von SUH u. ALEXANDER vermerkt: „A truly masterful piece of work". ADAMKIEWICZ bezeichnet diesen Trakt bereits als „Anastomosis spinalis antica", KADYI als „Tractus arteriosus anterior medullae spinalis". Obwohl beide Begriffe den Gegebenheiten besser gerecht werden als die Bezeichnung „A. spinalis anterior", haben sie sich nicht gegen die seit VON HALLER eingebürgerte unrichtige Benennung durchsetzen können. Der besseren Verständigung wegen haben deshalb auch die jüngeren Autoren den Symbolnamen „A. spinalis anterior" beibehalten.

Aus den Capillaren der Segmentgefäße soll sich embryonal zuerst eine paarige Anlage bilden, welche dann — wahrscheinlich durch Fusion — in den größtenteils unpaaren Gefäßtrakt aufgeht (STERZI, 1904; EVANS, 1911; TORR, 1957). Dieser Fusionsvorgang ist beim erwachsenen Menschen noch immer nur in den caudalen Anteilen konsequent vollzogen. Besonders im Halsmarkbereiche finden sich oft noch doppelläufige Strecken und „Inselbildungen" als Relikte der paarigen Ausgangsanlage (s. STERZI, 1904; NOESKE, 1958; ROMANES, 1964 u. a.).

Durch die unterschiedliche Art der Einmündung der Vorderwurzelarterien mit differenter Ausbildung der Rami ascendentes et descendentes und den erheblich divergierenden Abstand der Zuflüsse entsteht eine teils gerade, teils leicht geschlängelte, nicht immer streng der Mittellinie folgende, gelegentlich doppelläufige arterielle Längskette mit unterschiedlichen Kaliberwerten. Diese sollen im Cervicalbereiche um 500 μ, thoracal um 340 μ und lumbal bis über 1000 μ betragen, streckenweise aber auf 50 bis 120 μ hinuntergehen können.

Das auffallend große Kaliber im Lumbalbereiche (bis über 1000 μ) kommt nur dem absteigenden Ast der A. radicularis magna anterior (ADAMKIEWICZ) zu, welche durch den erwähnten „Summationsprozeß" das Versorgungsgefäß der lumbalen Intumescenz schlechthin geworden ist. Nur in rund 30% der Fälle treten noch ein Gefäß, seltener zwei oder mehr kleine Arterien an den Ramus heran, ohne daß sie jedoch eine nennenswerte Rolle spielen.

Über zwei Rami cruciantes, welche zusammen mit dem Ramus descendens die Crux vasculosa bilden, fließt das Blut beiderseits in die Aa. posterolaterales über; es handelt sich dabei um besonders ausgebildete Anastomosen zwischen dem vorderen und dem hinteren Längssystem, welche meist in den Höhen S_3, S_4 oder S_5 vorliegen. NOESKE hat im Bereiche des Ramus descendens auch arteriovenöse Anastomosen gefunden. Er sieht in ihnen und den Rami cruciantes einen Kompensationsmechanismus bzw. eine funktionelle Einrichtung zur Anpassung an den wechselnden Energiebedarf bei schnellen Aktivitätsänderungen in der lumbalen Intumescenz.

Die Bedeutung, welche der Ventralanastomosenkette beigelegt wird, schwankt in der Literatur sehr. Es soll hier nur auf gegensätzliche Einstellungen hingewiesen werden.

Bereits SUH u. ALEXANDER (1939) bezeichneten eine Region, welche in annähernd gleichem Abstand zwischen zwei großen Wurzelarterien liegt, als „the watershed between the two adjoining districts of irrigation". Sie geben eine Zone im unteren Teil des mittleren Brustmarks als besonders vulnerabel an, weil sie am Ende einer langen „Seitenstraße" der Zirkulation liege, und weisen darauf hin, daß die Anastomosen zwischen der unteren Cervical- und oberen Thoracalregion oft so dünn und inadäquat sein können, daß z. B. Füllungsversuche über diese Strecken hinweg mißlingen. Über anatomische Diskontinuitäten der A. spinalis anterior berichten z. B. auch WOOLLAM u. MILLEM (1955), CORBIN (1961) u. LAZORTHES (1962); letzterer schreibt: „En particulier, elle (la voie artérielle médiane antérieur) est très grêle et disparaît même sur la moelle dorsale moyenne."

Clemens (1966) bezeichnet dagegen diese Anastomosenkette als „ein Gefäßrohr, das von den cranialen Bezirken bis zum Filum terminale ununterbrochen durchgängig ist“ und lehnt eine segmentale Gefährdung (der „Wasserscheiden“ also) ab, weil die Wurzelarterien gar nicht in die Rückenmarkssubstanz eintreten, „sondern vielmehr durch die drei großen Längsstämme *(A. spinalis anterior* und Aa. posterolaterales) zu einem einheitlichen, ununterbrochenen Gefäßsystem zusammengefaßt werden“.

Von diesem vorderen Längstrakt, der A. spinalis anterior, gehen nun nach lateral Äste ab, welche am Aufbau der Vasocorona beteiligt sind (s. später), und nach dorsal Äste, welche in die Fissura mediana anterior eintreten: Die Sulcusarterien.

3. Arteriae sulci sive centrales

Sie bilden in ihrer Gesamtheit und mit ihren Endaufzweigungen das zentrale bzw. zentrifugale arterielle Binnensystem des Rückenmarks. Läßt man die Extremwerte unberücksichtigt, so dürften nach den Angaben in der Literatur und nach eigenen Ermittlungen durchschnittlich 200—250 Sulcusarterien an einem Rückenmark vorliegen. Dabei entfallen auf das Cervicalmark bei einer Länge von 10—12 Zentimetern ca. 60, auf das Thoracalmark bei einer Länge von 20—22 cm ca. 60 und auf das Lumbosacralmark bei einer Länge von 9—11 Zentimetern 80 bis 100 Sulcusarterien. Das heißt, daß auf einer Strecke von einem Zentimeter im Cervicalbereiche ca. 7, im Thoracalbereiche ca. 3 und im Lumbosacralbereich ca. 9 Sulcusarterien die A. spinalis anterior verlassen. Das Kaliber dieser Arterien beträgt cervical 90 bis 200 μ, thoracal 60—80 μ und lumbal bis 120 μ.

Auch der Verzweigungsmodus der Sulcusarterien wird noch immer falsch wiedergegeben. Adamkiewicz hat eine dichotome Gabelung dieser Gefäße in 2 Äste, je einen für eine Markhälfte, angenommen. Spätere Untersuchungen haben aber ergeben, daß der typische Verzweigungsmodus in einem alternierenden Abgang der isoliert entweder für die rechte oder linke Hälfte bestimmten Sulcusarterien besteht (z. B. Gillilan, 1962; Jellinger, 1966). Nach den neuesten Untersuchungen (Turnbull et al., 1966; Piscol, 1967) handelt es sich dabei jedoch in allen Rückenmarksabschnitten um einen unregelmäßigen alternierenden Verlauf, d. h. es können auch zwei Äste für die rechte Hälfte aufeinanderfolgen und umgekehrt. Auch die alternierende Seitenverzweigung von einem kurzen gemeinsamen Stamm kann entgegen anderer Meinung in allen Etagen vorkommen.

Nach Lazorthes u. Corbin soll der Verlauf dieser Arterien in der Lumbalanschwellung leicht schräg gerichtet sein, Jellinger erwähnt eine „leicht dorsocraniale oder -caudale“ Verlaufsrichtung auch im oberen Brustmark gegenüber einem meist streng rechtwinkeligen Abgang im Halsmark. Herren u. Alexander (1939) dagegen geben in einer Arbeit, welche nur den Sulcus- und Binnengefäßen gewidmet ist, einen leicht schrägen Abgang und Verlauf der Sulcusarterien im Halsmark, einen erheblich schrägen Verlauf nach dorsocranial im Brustmark und einen relativ rechtwinkeligen Abgang im Lumbalmark an.

Nach dem seitlichen Umbiegen nach rechts oder links als A. sulcocommissuralis fächert sich jedes Gefäß straußförmig auf in vertikale und horizontale Äste, deren spezielle Benennung für die vorliegende Untersuchung nicht erforderlich ist. Auf die Versorgungsareale wird bei der Besprechung des Capillarnetzes noch zurückzukommen sein.

4. Arteriae radiculares posteriores

Weniger eindeutig sind die Verhältnisse an den posterioren Abschnitten des spinalen Versorgungssystems. Die Annahme von ADAMKIEWICZ, daß fast jede Hinterwurzel von einer A. radicularis posterior begleitet wird, findet heute bei den meisten Autoren keine Bestätigung. Selbst CLEMENS nimmt 1966 an, daß von den Gefäßen, die an fast jeder Hinterwurzel zu erkennen sind, einige vom Rückenmark kommen und von hier aus an der Wurzelversorgung beteiligt sein können. Allerdings werden auch die extrem niedrigen Zahlen von 4—8 (SUH u. ALEXANDER, 1939; LINDENBERG, 1957) nicht bestätigt. JELLINGER faßt die wenigen stichhaltigen Angaben zusammen und steuert Befunde von 115 Präparaten bei. Danach ergebe sich eine Schwankungsbreite von 11—16 Hinterwurzelarterien pro Rückenmark bei Extremwerten von 8—28. An das Halsmark sollen 2—4 Dorsaläste (Extremwerte 1—9), an das Brustmark 6—9 (4—18) und an das Lumbosacralmark 3 (0—11) herantreten können. Im Gegensatz dazu findet CORBIN (1961) den Thoracalbereich entsprechend den ventralen Verhältnissen schlechter vascularisiert. Zur Segmentverteilung kann zusammengefaßt gesagt werden, daß auch hier eine Zuflußhäufung in der unteren Cervicalregion und in der Thoracolumbalregion vorliegt, allerdings nicht so ausgeprägt wie am ventralen Versorgungssystem. Ein signifikantes Seitenüberwiegen läßt sich aus den vorliegenden Angaben nicht ermitteln. Wie bei den Vorderwurzelarterien schwankt das Kaliber auch bei den Hinterwurzelarterien ganz erheblich, nur sind sie insgesamt erheblich dünner. Die meisten Durchmesserwerte sollen zwischen 150 μ und 400 μ liegen (siehe hierzu Kapitel „Spezielle Untersuchungen").

Wie GILLILAN (1958), LAZORTHES et al. (1962) u. ROMANES (1964) findet auch JELLINGER (1966) in 75% seines Materials eine größere hintere Radiculararterie (350—500 μ), welche als A. radicularis magna posterior bezeichnet wird. Im Gegensatz zu LAZORTHES, welcher diesem Gefäß grundsätzlich einen gemeinsamen Ursprung mit der A. radicularis magna anterior zuspricht und daraus seine Bezeichnung „Artère du renflement lombaire" ableitet, sieht er dieses Gefäß häufig getrennt und ohne jeden zugehörigen Ventralast zwischen D_9 und L_5, meist in Höhe L_1 lokalisiert. CORBIN (1961) kommt nicht zu diesem Resultat, und CLEMENS schreibt 1966, eine A. radicularis magna dorsalis gebe es nicht!

5. „Arteriae spinales posterolaterales"

Aus den Aa. radiculares posteriores bilden sich durch Teilung in je einen Ramus ascendens et descendens die beiden primären hinteren Längstrakte, die Aa. spinales posterolaterales. SUH u. ALEXANDER (1939) bezeichnen sie noch (wie ja auch die meisten Lehrbücher) als Aa. oder Tractus posteriores, obwohl sie die Anastomosenketten in ihrer gutgelungenen Wiedergabe (s. Abb. 6 B ihrer Arbeit) teils hinter, teils aber auch vor der Wurzelaustrittszone verlaufen lassen. Auch CLEMENS hat beobachtet, daß diese Gefäßketten anfangs im Winkel zwischen Hinterwurzeln und Seitensträngen, später zwischen Hinterwurzeln und Hintersträngen verlaufen können, während JELLINGER nur den Weg ventral von der Wurzelaustrittszone angibt. CLEMENS bezeichnet den Verlauf als ununterbrochen von cranial bis caudal, JELLINGER als „meist kontinuierlich" (könne sich jedoch im oberen und mittleren Brustmarkdrittel in ein zartes Maschenwerk auflösen). SUH u. ALEXANDER sowie LAZORTHES lehnen dagegen einen durchgehenden Anastomosentrakt ab; erstere schreiben: „There is no continuous posterior spinal artery.“ Der oberste Zufluß kann sowohl aus der A. vertebralis als auch aus der A. cerebelli inferior posterior erfolgen, er kann auch von der A. radicularis posterior C_2 gebildet werden (TURNBULL et al., 1966; PISCOL, 1967). Das Kaliber schwankt wieder erheblich, ist häufig im Cervicalbereiche größer als lumbal und beträgt im Durchmesser zwischen 50 μ und 260 μ.

Von diesen Gefäßen können direkt Äste in die peripheren Abschnitte des Rückenmarkes eindringen oder Seitenäste abgehen.

6. Corona vasorum sive Vasocorona und Capillaren

Die Seitenäste der A. spinalis anterior und der Aa. spinales postero-laterales können diskontinuierliche Längsketten 2. Ordnung aufbauen (s. besonders NOESKE, 1958 und ROMANES, 1964). Es handelt sich um die sogenannten Aa. spinales anterolaterales (zwischen Vorderwurzeln und Seitenstrang), Aa. spinales laterales und Aa. spinales posteriores (immer dorsal der Hinterwurzeln, also auf der Hinterfläche verlaufend). Sie zeigen meist größere Unterbrechungen und sind deshalb nur selten auf einem Querschnitt gemeinsam anzutreffen.

Zwischen den einzelnen Längsketten finden sich im Gegensatz zu den üblichen Darstellungen nur unregelmäßige Querverbindungen (bis 100 μ stark, selten größer), welche nur in ihrer Summation und unter Berücksichtigung aller Seitenäste und Ästchen als Corona vasorum bzw. Vasocorona angesprochen werden können. Zu dieser Corona vasorum ist natürlich auch der periphere Anteil des medullären Binnensystems zu rechnen, also die Gesamtheit der Rami marginales und der längeren perforierenden Äste wie Aa. fissurae, interfuniculares, cornu posterioris et cornu anterioris (s. a. CLEMENS).

Von dem intramedullären Capillarnetz sollen unter Hinweis auf die Literatursammlung bei SARTESCHI u. GIANNINI (1960) hier nur die wichtigsten Fakten aufgezählt werden. Die Capillarsysteme der grauen und weißen Substanz unterscheiden sich erheblich. Während in der Marksubstanz ein lockeres, longitudinal ausgerichtetes Capillarnetz vorliegt, zeigt die graue Substanz dichte knäuelförmige Strukturen mit deutlicher Korrelation zur numerischen und formalen Organisation der Nervenzellen und der Synapsen sowie zum besonderen Zellmetabolismus. Die Capillaren sind in den Intumescenzen dichter angeordnet als in den übrigen Abschnitten, im Vorderhorn dichter als im Hinterhorn. CLEMENS weist besonders darauf hin, daß das intramedulläre Grenzgebiet zwischen der ventralen und dorsalen bzw. zentralen und peripheren Irrigationszone nur spärlich capillarisiert und deshalb versorgungsmäßig gefährdet sei. TURNBULL et al. geben dagegen eine stärkere Überlappung beider Systeme an, von welcher der Hinterhornbereich allerdings meist ausgenommen bleibe.

III. Spinales Drainagesystem

Da sich die folgenden Untersuchungen nur am Rande auf das Venensystem erstrecken, soll die Drainage des Rückenmarks hier zusammenfassend dargestellt werden. Es kann auf die zusammenfassenden Arbeiten von CLEMENS (1961 und 1966), von QUAST (1961) und OSWALD (1961) hingewiesen werden.

Auf dem Rückenmarksquerschnitt lassen sich ein peripheres System mit kurzen Venae marginales und längeren Venen, welche äußere Anteile der grauen Substanz drainieren, unter ihnen die Vv. cornu anterioris et posterioris, von einem dorsomedialen System mit den Vv. fissurae et interfuniculares und von einem ventralen Zentralsystem unterscheiden, welches sich in der Tiefe des Medianspaltes zuerst zu den Vv. sulcocommissurales, dann zu den Vv. sulci verreinigt (und zwar fließen in der Regel zwei commissurale Venen in eine Sulcusvene zusammen). Das Kaliber der Sulcusvenen soll nicht nennenswert von dem der Sulcusarterien abweichen. Suh u. Alexander weisen außerdem auf eine größere Vene hin, welche meist schräg aus der Vorderhornregion über den Hinterhornbereich in tiefer gelegene Abschnitte einer V. spinalis posterolateralis einmünden und plötzliche Druckschwankungen ausgleichen soll.

Die aus der Rückenmarksoberfläche austretenden Venen bilden ein diskontinuierliches Netz, welches nach unterschiedlichen Zusammenflüssen letztlich in die Längsanastomosen mündet. Zwischen diese sind in unterschiedlichen Abständen größere, meist schräg verlaufende Queranastomosen eingeschaltet.

Neben oder zwischen den Vorderwurzeln und Hinterwurzeln liegen rechts- und linksseitig die venösen Längsanastomosenketten, die Vv. anterolaterales et posterolaterales. Letztere zeigen eine geringere Kontinuität als die ventralen, welche jedoch ebenfalls Unterbrechungen aufweisen. Die ventrolateralen Venenketten erhalten ihr Blut aus der vorderen Hälfte der Peripherie und stehen mit der großen ventralen Anastomosenkette, der Vena mediana spinalis anterior über die Wurzelvenen in Verbindung. Die Vv. posterolaterales gehören zum Drainagesystem der Hinterhörner und Hinterstränge. Sie kommunizieren hauptsächlich mit der Vena mediana spinalis posterior, gelegentlich auch untereinander. Über die genannten schrägen intramedullären Anastomosen von Suh u. Alexander stehen sie mit den Sulcusvenen, also auch auf diesem Wege mit dem ventralen System in Verbindung. Beide lateralen Längsketten sind im cervicalen Bereiche besonders gut ausgebildet.

Die Hauptanastomosen stellen im Drainagesystem die Vv. medianae spinales anterior et posterior dar. Die V. mediana spinalis anterior verläuft in der Mittellinie hinter der A. spinalis anterior wechselnd stark geschlängelt und steht cranial mit cerebralen Venen in Verbindung, während sie caudal in die Vena terminalis auslaufen kann, welche sich dann bis zur Caudalsackspitze hinzieht. Als Relikte einer vermuteten analogen ontogenetischen Entwicklung wie bei der A. spinalis anterior können streckenweise Doppel-, ja Dreiläufigkeiten vorkommen. So wird gelegentlich der Ramus descendens der A. radicularis magna von zwei Venen flankiert. Im Cervicalbereich sollen vereinzelt auch Diskontinuitäten beobachtet worden sein. Das Kaliber schwankt zwischen 0,3 und 1,5 mm. Die V. mediana spinalis posterior hat kein arterielles Pendant. Diese Vene verläuft meist noch stärker geschlängelt als die ventrale über der dorsalen Mittellinie und soll mit Venen der Oblongata, mit den Sinus petrosus inferior et cavernosus kommunizieren können. Das Kaliber wechselt, soll aber nach Jellinger, Lazorthes bzw. Kadyi im Gegensatz zu Clemens und von Quast das der V. mediana spinalis anterior im allgemeinen übertreffen.

Von der Rückenmarkoberfläche wird dann das Blut über die Vv. radiculares anteriores et posteriores abgeleitet, in welche die Längsanastomosen einmünden. Auch Queranastomosen und kleinere Venen können direkt Anschluß finden. Eine, aber auch mehrere Venen können in wechselndem Kontakt eine Wurzel begleiten und meist mit ihr zusammen durch die Dura treten; sind es mehrere, so vereinigen sie sich vorher zu einem Trakt. Die Zahl der Vorderwurzelvenen schwankt zwischen 11 und 40 mit einem Mittel von 23 pro Rückenmark. Die Verteilung über die Segmente zeigt eine annähernd gleiche Drainagefrequenz in den Anschwellungen, ein leichtes Überwiegen im Thoracalbereich und deutlichen Abfall in den obersten Cervical- und den Sacralsegmenten. Das Kaliber schwankte zwischen 100 μ und 1000 μ. JELLINGER findet in 90% eine besonders große caudale Vene, V. radicularis magna anterior, welche zwischen D_6 und S_3, am häufigsten bei L_2 das Mark verlassen soll.

Die Zahl der Hinterwurzelvenen wird mit 6—42 (grobes Mittel: 25) pro Rückenmark angegeben. Die Segmentverteilung schwankt hier noch weniger als bei den Vorderwurzelvenen, die Drainagefrequenz ist also gleichförmiger. Wieder macht sich ein Abfall nur hoch cervical und sacral bemerkbar. Die Durchmesserwerte liegen zwischen 100 μ und 1600 μ. In 40% bis 80% der Fälle wird eine V. radicularis magna posterior angegeben, wobei besondere Schwierigkeiten in der Beurteilung dadurch entstehen, daß im gleichen Segment doppelseitig Wurzelvenen abgehen können. Läßt sich eine solche V. radicularis magna posterior nachweisen, so verläßt sie zwischen D_9 und S_3, meist zwischen D_{12} und L_4 das Rückenmark. Dicht hinter dem Duradurchtritt finden sich in den Venen Klappen, welche einen Blutrückfluß (aber auch retrograde Injektionen) meist unmöglich machen. Sie münden dann in die Plexus venosi vertebrales interni, welche wiederum mit den äußeren Wirbelplexus, aber auch mit intrakraniellen Sinus und Plexus in Verbindung stehen. Die endgültige Drainage erfolgt über die Vv. vertebrales, intercostales, lumbales und den Plexus sacralis in die Vv. cavae superior et inferior.

B. Experimentelle Grundlagen

Wie die humanmedizinischen, so sind auch die tierxeperimentellen Möglichkeiten sehr begrenzt, wenn sie den kreislaufphysiologisch und physiopathologisch so wichtigen Fragen nach der Blutstromrichtung, den intravasalen Druckverhältnissen und der Abgrenzung evtl. partialer Versorgungsterritorien am Rückenmark nachgehen wollen.

Das wichtigste ventrale Versorgungsgebiet ist zumindest zur Zeit noch für direkte Beobachtungen und Messungen unzugängig. Die Gefäßverhältnisse der Dorsalfläche, welche ja operativ freizulegen ist, sind bei den üblichen Versuchstieren so klein und schwer zu beurteilen, daß — wie eigene Erfahrungen gelehrt haben — die dabei zu erzielenden Beobachtungen eher den Charakter von Vermutungen behalten, als daß sie Gewißheit geben. Das gleiche gilt bisher auch noch für die spinale Kontrastmittelangiographie, welche natürlich die physiologischste und aufschlußreichste Methode darstellen könnte. Das Auflösungsvermögen und die augenblicklichen serienangiographischen oder röntgenkinematographischen Gegebenheiten reichen trotz aller Subtraktionsverfahren nur in Einzelfällen aus, um zu den gewünschten Ergebnissen zu kommen.

Es muß natürlich auch hier erwähnt werden, daß anatomische Abweichungen von den menschlichen Verhältnissen (s. die vergleichend anatomische Zusammenfassung bei Jellinger) und physiologische Besonderheiten zu berücksichtigen sind; es sei nur darauf hingewiesen, daß man z. B. ein Kaninchen schon durch länger dauernde Verlagerung seiner Körperlängsachse in die Senkrechte töten kann.

I. Tierexperimentelle Untersuchungen

Wie bei den genannten Schwierigkeiten zu erwarten, lassen sich nur wenige nennenswerte tierexperimentelle Befunde vorlegen.

Zu interessanten Ergebnissen führten Untersuchungen mittels intravitaler Kreislaufmarkierung durch einfache oder fluorescierende Farbstoffe an Hunden, Katzen und Kaninchen, welche Gouaze et al. (1963/1965) u. Jellinger (1966) nach etwas unterschiedlichen Methoden durchführten. Sie zeigen, daß bei diesen Tieren das gesamte Halsmark und die obersten zwei bis drei Thoracalsegmente aus der A. vertebralis bzw. subclavia versorgt werden, während — zumindest beim Kaninchen — das aortale Versorgungsgebiet cranialwärts bis $D_{2/3}$ reicht. Deshalb wird eine Überschneidungszone zwischen C_8/D_1 bis D_3 postuliert. Bei einseitiger Vertebralisfüllung bleiben posterolaterale Halsmarkareale der Gegenseite ungefärbt. Jellinger (Monographie S. 84) erwähnt auch Direktbeobachtungen an den dorsalen Längsgefäßen nach intravitaler Strömungsmarkierung mittels der Rhodamin-Aortographie, wobei sich eine gegensinnige Fluorescenzausbreitung von benachbarten Hinterwurzelarterien aus erkennen läßt.

MARGOLIS et al. (1957) fanden bei intravitaler Fluorescenzbeobachtung am Hunde eine cranialwärts gerichtete Blutströmung in den hinteren Längsketten des Lumbosacralbereiches, welche dort ja noch durch die Zuflüsse aus der A. radicularis magna anterior über die Rami cruciantes beeinflußt wird; von den Teilungsstellen höher gelegener Aa. radiculares posteriores werden abweichende Verhältnisse mitgeteilt.

Die einzigen nennenswerten angiographischen Untersuchungen am Tier von MARGOLIS et al. (1957—1959) sowie ABRAHAM, MARGOLIS u. M. (1966) haben zwar nicht durch die direkte Darstellung von perimedullären Gefäßen in den eingangs genannten Fragen weitergeführt, aber — neben den Angaben über die Kontrastmitteltoxizität — wichtige Erfahrungen zur spinalen Gefäßreaktivität vermittelt. Vasokonstriktion im Splanchnicusgebiet z. B. vermehrte den Blutzufluß zum Rückenmark („vasopressor shunt") und umgekehrt!

Durch experimentelle Ischämieschäden versuchten besonders TUREEN (1936), WOODARD u. FREEMAN (1956), OTOMO et al. (1960), KILLEN (1965) u. SHIMOMURA et al. (1968) Aufschlüsse über Versorgungsterritorien zu gewinnen. TUREEN und OTOMO ligierten (wie auch andere Autoren) die Aorta unterhalb des Aortenbogens (STENSON, 1969), KILLEN durchtrennte Intercostal- und Lumbalarterien und SHIMOMURA schaltete die Zirkulation in den Aa. vertebrales bzw. den Aa. radiculares cervicales oder im perimedullären Gefäßnetz des Halsmarkes aus. OTOMO benutzte zusätzlich die Autoradiographie-Methode. Die hohen Aortenligaturen bestätigen eine Grenzsituation im unteren Cervical- bis oberen Thoracalbereich (auch bei Affen!). Bei der Aortenisolierung führen zumindest beim Tier anscheinend nur ausgedehnte Unterbrechungen von Aortenästen zu spinalen Schäden. Im A. vertebralis-Gebiet lösen bei Hunden offensichtlich erst zusätzliche Ausschaltungen im perimedullären System schwere Läsionen aus; hier zeigt sich nur der Halsmarkbereich bis C_6 von der Vertebralisversorgung abhängig. An den Versuchen von WOODARD und FREEMAN ist interessant, daß gröbere Manipulationen an Wurzelgefäßen zu schwereren medullären Zerstörungen führten als eine glatte Durchtrennung der Gefäße.

Zu den Fragen der spinalen Hämodynamik sollen die jüngsten Befunde mit der „heat-clearance-Technik" am Rückenmark des Zwergschweins (PALLESKE, 1968; PALLESKE u. HERMANN, 1968), aber auch am Menschen während spinaler Eingriffe (WÜLLENWEBER, 1969) erwähnt werden, welche darauf hinweisen, daß die spinalen Gefäße gleichartigen regulativen Gesetzmäßigkeiten unterliegen wie die cerebralen Gefäße (s. dazu auch FIELD et al., 1951; CAPON, 1961/62; OTOMO et al., 1960; MOLNAR, 1964 u. CSANAKY, 1967).

Die postmortalen Farbstoffinjektionen in getrennte Versorgungsgebiete an Kaninchen und Katzen (JELLINGER, 1966), welche zu den gleichen Ergebnissen wie die intravitalen Versuche führten, leiten über zu den postmortalen Untersuchungen am Menschen bzw. an Rückenmarkspräparaten.

II. Untersuchungen an Rückenmarkspräparaten

ADAMKIEWICZ hat 1882 als Konsequenz aus seinen anatomischen Befunden aufgrund der formalen Gesetzmäßigkeiten an den Rückenmarksgefäßen die Partialstromtheorie entwickelt. Von den Wurzelarterien fließe das Blut zum Rückenmark und teile sich an den Gefäßgabelungen im Bereiche der Längsanastomosen in entgegengesetzt gerichtete Partialströme, welche folgerichtig zwischen den benachbarten Zuflüssen aufeinandertreffen. Eine Benachteiligung bestimmter Rückenmarksareale durch diese Kreislaufbesonderheiten wurde jedoch abgelehnt (KADYI, 1886). Diese damals neue und ungewohnte Konzeption löste natürlich Nachuntersuchungen aus, meist mit Farbstoffinfusionen in unterschiedliche Zubringerarterien, um experimentelle Unterlagen für diese Theorie zu sammeln.

Dabei kam man zu voneinander abweichenden Anschauungen. Hier sollen klinische Konzeptionen (z. B. KALM, 1953) außer acht gelassen und nur die aus Experimenten abgeleiteten Theorien erwähnt werden. Während TANON (1904) durch Füllung der A. radicularis magna abgesehen vom caudalwärts gerichteten Strom im zugehörigen Ramus descendens ein Aufsteigen des Farbstoffes bis in Höhe D_8 beobachten konnte und daraus eine ascendierende Blutstromrichtung im Thoracalbereiche ableitete, kam BOLTON 1939 zu folgender Anschauung: „In summarizing and reviewing the results of injection of the arterial spinal cord it is clear that in every case the usual direction of blood flow in the anterior spinal artery was apparently from above downwards." Nur im untersten Abschnitt der dorsalen Längsanastomosen bestehe eine entgegengesetzte Richtung.

SUH u. ALEXANDER (1939) vertreten wieder die Adamkiewiczsche Theorie, allerdings vorwiegend aufgrund ihrer Kalibermessungen. Füllungsversuche am Rückenmark gelangen ihnen nur von caudal. Sie kommen jedoch zu dem Schluß, daß gerade in dem langen gefäßarmen Thoracalbereich die entgegengesetzten Blutstromrichtungen (im oberen Anteil nach caudal, im unteren nach cranial) zur Bildung hämodynamischer Gefahrenzonen Anlaß geben und benutzen bereits den Terminus „watershed". Sie finden sehr dünne, „inadäquate" Strecken in der A. spinalis anterior, welche einer Kompensationsfunktion entgegenstehen.

Zwischen 1955 und 1960 wurden dann eine Reihe von Untersuchungen zu diesen Problemen durchgeführt. WOOLEM u. MILLEM (1955) sowie GILLILAN (1957), zum Teil auch PAYNE u. SPILLANE (1957) sprechen sich vorsichtig für einen caudalwärts gerichteten Zustrom aus der Arteria vertebralis, in den tiefer gelegenen Abschnitten aber mehr für gegensinnige Partialstromrichtungen aus. In den beiden erstgenannten Arbeiten wird eine Häufung von Grenzsituationen in das mittlere Brustmark sowie die cervicodorsale und dorsolumbale Übergangszone lokalisiert. TORR (1957) weist auf Unterbrechungen der Füllung im mittleren Thoracalbereiche bei Injektionsversuchen in Lumbal- und Intercostalarterien hin.

PERESE u. FRACASSO (1959) füllten 30 Rückenmarkspräparate in situ mit Neopren-Latex-Lösung und führten umfangreiche Messungen durch. Sie geben interessante topographische Zuordnungen an und erwähnen auch neurochirurgische Probleme. Eine ausreichende Füllung gelinge nur bei gleichzeitigen Injektionen in die A. basilaris bzw. beide Aa. vertebrales und eine A. lumbalis.

JELLINGER (1966) erwähnt postmortale Gefäßfüllungen mit Latex-Lösung von der Aortenkrone aus nach Laminektomie. Bei der Beobachtung der Dorsalfläche des Rückenmarks im cervico-thoracalen Übergangsbereich mit dem Operationsmikroskop habe sich übereinstimmend eine gegensinnige Füllung der großen und kleinen Dorsalanastomosen von benachbarten Wurzelarterien aus gezeigt (s. Seite 83 seiner Monographie).

Die Untersuchungen von LAZORTHES et al. (1957—1962) leiten zu den Darstellungen der Gefäße mit Röntgenkontrastmitteln über. Durch seine Befunde kommt er zu einer Gliederung der Rückenmarksversorgung in 3 große arterielle Territorien. 1. Ein oberes oder cervicodorsales Territorium von C_1 bis $D_{2/3}$. Es sei reich vascularisiert (und zwar hauptsächlich über die Aa. vertebrales). 2. Ein intermediäres oder mediodorsales Territorium D_4 bis D_8 mit sehr armer Vascularisation, was sich sowohl durch Injektion von Plastikmasse als auch von Röntgenkontrastmitteln verifizieren lasse. Die Zuflüsse seien hier selten und klein. Mitunter trete eine Arterie bei D_7 hinzu. 3. Ein unteres oder dorsolumbales Territorium, welches die drei bis vier untersten Dorsalsegmente und die lumbale Intumescenz umfasse. Es sei wieder gut versorgt, hänge aber im Gegensatz zum oberen Territorium nur von einer einzigen Arterie ab, der „Artère du renflement lombaire". Vom funktionellen Aspekt her fügten sich auch die posterioren Gefäße in diese Gliederung ein. Querschnittsmäßig unterscheidet er nur ein zentrales von einem peripheren System. Er spricht sowohl den Längsketten als auch dem ganzen peri- und intramedullären Gefäßnetz ausreichende funktionelle Anastomoseneigenschaften ab und führt ein Beispiel von Diskontinuität der A. spinalis anterior an.

Auch Corbin (1961) hat kombinierte Untersuchungen durchgeführt. Er weist darauf hin, daß in fast 40% der Fälle das gesamte untere Brust- und Lumbosacralmark von der A. radicularis magna versorgt werde. Und zwar sei dies immer bei hohem Abgang dieses Gefäßes (D_{10} oder oberhalb) der Fall. Er führt zwei Grundzüge spinaler Vascularisation an: a) die hämodynamische Prävalenz der anterioren Gefäße aufgrund ihrer großen Zuflüsse und b) die Heterogenität des extramedullären Gefäßnetzes in allen Teilen. Von cranial nach caudal werde immer ein schwach versorgter Bezirk mit kleinen Zuflüssen von einem gut vascularisierten mit großen Zuflüssen gefolgt. In seinen Füllungsexperimenten ergaben sich Anhaltspunkte für Kompensationsmöglichkeiten über Anastomosensysteme. Er leitet aus den beiden letzten Fragestellungen sein spinales Ausfallsschema ab. Danach können Ausfälle in schwach vascularisierten Gebieten besser kompensiert werden als in gut vascularisierten. Die Aa. vertebrales allein sollen nur das Gebiet C_1 bis $C_{3/4}$ versorgen. Darüber hinaus unterscheidet Corbin zwei große Versorgungsterritorien: ein oberes von C_1 bis D_4 (A. subclavia) und ein unteres von D_4 bis zum Conus (Aorta). Er stimmt sonst weitgehend Lazorthes zu und akzeptiert wie dieser die von Zülch (1954) postulierte hämodynamisch kritische Zone bei D_4, allerdings nur unter bestimmten Voraussetzungen (Lhermitte u. Corbin, 1962).

Am Menschen haben sich bisher in vivo nur die cerebro-spinale Anastomose und große spinale Zuflüsse arteriographisch darstellen lassen (Djindjan et al., 1962, 1966; Nunesvicente, 1964; Dichiro et al., 1967). Es wird aber übereinstimmend auf die zunehmende Bedeutung dieser Methode hingewiesen. Deshalb haben Houdart, Djindjan u. Mitarb. (1965) Untersuchungen an 14 Rückenmarkspräparaten nach postmortaler Kontrastmittelinjektion durchgeführt, um angiographischen und neurochirurgischen Fragen der Dorsolumbalregion nachgehen zu können. Sie geben Differenzierungskriterien für Vorder- und Hinterwurzelarterien dieses Bereiches an, z. B. für den Verlauf und den Aufteilungsmodus, und weisen auf zahlreiche dorsolaterale Zuflüsse von „grob metamerer" Anordnung hin, während ventral nur eine große Arterie an die Lumbosacralregion herantrete. Die Autoren fordern derartige Untersuchungen wegen des diagnostischen, chirurgischen und physiopathologischen Nutzens, den sie erbringen können.

Turnbull, Breig u. Hassler (1966) unterzogen 43 Halsmarkpräparate einer mikroangiographischen Untersuchung und kommen zu folgenden Resultaten: der größte Teil der zum Halsmark ziehenden Gefäße komme aus den Vertebralarterien. Die Aa. spinales posteriores könnten aus dem intrakraniellen Abschnitt der A. vertebralis, der A. cerebelli inferior posterior oder aus dem 2. Hinterwurzelgefäß entspringen. Sie teilen mit, daß im Cervicalbereich die auf den Hintersträngen verlaufenden Aa. spinales posteriores die größten Längsgefäße der hinteren Halsmarkhälfte seien. Nur gelegentlich und streckenweise fänden sich stärkere Aa. spinales posterolaterales. Auch Diskontinuitäten werden beschrieben. Dagegen seien keine „engen Regionen" in der A. spinalis anterior gefunden worden (auf den Abb. jedoch deutlich zu erkennen). In 10% der Fälle trete von C_7 bis D_1 kein Gefäß an das Halsmark heran.

Teilergebnisse eigener Untersuchungen zu diesen Fragen wurden auf dem „III. European Congress of Neurosurgery" in Madrid 1967 sowie auf der Jahrestagung der Deutschen Gesellschaft für Neurochirurgie 1967 vorgetragen und andernorts erwähnt (Piscol, 1967, 1969).

C. Spezielle Untersuchungen

I. Material und Methodik

Insgesamt wurden 62 Rückenmarkspräparate untersucht. Von diesen entfallen 12 auf Totgeburten bzw. nicht lebensfähige Neugeborene. Sie werden gesondert besprochen, weil sich doch gewisse Abweichungen zu den Präparaten von Erwachsenen ergeben, welche die Vergleichbarkeit mit dem Untersuchungsgut anderer Autoren beeinträchtigen würden. Der weiteren Besprechung werden vorerst also die 50 verbleibenden Präparate zugrunde gelegt.

Für die Untersuchungen wurden keine zur pathologisch-anatomischen Bearbeitung entnommenen Präparate, welche ja, der üblichen Sektionstechnik entsprechend, in der Regel inkomplett sind, benutzt. Hierauf muß besonders hingewiesen werden, weil z. B. unter den ersten 17 Präparaten, welche CLEMENS und seine Schüler ausgewertet haben, nur zwei die Segmente C_1 enthielten und neun überhaupt nur Rückenmarksanteile vom Thoracalbereich abwärts darstellten. Auch JELLINGER beschreibt zum großen Teil Sektionsgut. Bei anderen Autoren ist nicht zu ersehen, ob die Präparate komplett waren. Die hier beschriebenen Rückenmarkspräparate wurden deshalb immer im Zusammenhang mit der Medulla oblongata einschließlich des Anfangsteils der A. basilaris, meist sogar mit Pons und Cerebellum entnommen. In drei Fällen war es möglich, das Rückenmark in Zusammenhang mit einem Wirbelsäulenabschnitt zu gewinnen.

Die Präparate entstammen den Pathologischen Instituten der Universitäten Berlin (Freie Universität) und Heidelberg (drei Fälle) ohne spezielle Auswahl [1]. Es wurde darauf geachtet, daß keine spinalen Erkrankungen vorlagen bzw. keine Rückenmarkssymptomatik bekannt war.

Das Alter der Patienten zum Zeitpunkt des Todes verteilt sich folgendermaßen über die Dekaden:

Tabelle 1

Dekade:	I.	II.	III.	IV.	V.	VI.	VII.	VIII.	IX.	Summe
männlich:	7	1	2	1	2	4	8	7	1	33
weiblich:	5	0	1	2	2	3	3	11	1	29
Summe:	12	1	3	3	4	7	12	18	2	62

Unter den Erwachsenen befinden sich 24 Frauen und 26 Männer.

[1] Für die Überlassung dieser Präparate bin ich den Direktoren dieser Institute, Herrn Prof. Dr. MASSHOFF und Herrn Prof. Dr. DOERR sowie Herrn Priv.-Doz. Dr. WEGENER zu Dank verpflichtet.

Für die Untersuchungen wurden in jedes spinale Arteriensystem mindestens zwei, in der Regel drei Polyäthylenkatheter eingeführt, und zwar immer in die A. basilaris und die A. radicularis magna anterior, meist auch noch in die größte Vorderwurzelarterie der cervicalen Intumescenz. Dabei wurde versucht, die Kathetergröße soweit möglich dem Lumen des Gefäßes anzupassen. Die proximalen Enden der intracaniculären A. vertebralis-Abschnitte und die nicht katheterisierten Wurzelarterien konnten ligiert oder mit Silberclips verschlossen werden. Für die Durchströmungsversuche war die Katheterisierung weiterer Wurzelarterien erforderlich. Da es sich dabei meist um sehr kleine Gefäße handelte (genaue Angaben s. weiter unten), konnte dies nur mit Hilfe eines mikrochirurgischen Instrumentariums [2], spezieller Mikrokatheter und des Operationsmikroskops der Fa. Zeiß, Wetzlar, erreicht werden.

Diejenigen Präparate, welche für Durchströmungsversuche oder Plastoidfüllungen vorgesehen waren, wurden sofort vorsichtig mit physiologischer Kochsalzlösung perfundiert, bis die Flüssigkeit klar aus den Drainagegefäßen hervortrat.

Die Herstellung von Korrosionspräparaten des Gefäßsystems erfolgte nach der von Hentschel (1967) modifizierten Methode von Schummer (1951). Nach Füllung der Gefäße mit unterschiedlich eingefärbter Plastoidmasse [3] und Fixation in 20%igem Formalin wurden die Präparate 2—6 Tage in zwei- bis dreimal gewechselter Kalilauge korrodiert. Die Gefäßausgüsse ließen sich dann leichter mit Hilfe einer Mikrosaugpipette vom restlichen Gewebsdetritus befreien.

An den anderen Präparaten wurden die arteriellen Gefäße mit Methylenblau, Chinatusche oder unterschiedlichen Farbstofflösungen gefüllt, um die einzelnen Abschnitte besser erkennen und beurteilen zu können.

Die anschließenden Untersuchungen an den so dargestellten Gefäßen lassen sich aufgliedern in einen deskriptiven, einen stereometrischen und einen funktionell-morphologischen Teil.

Für den ersten Teil ist zur Methodik nur zusätzlich anzugeben, daß ein Auflichtmikroskop Verwendung fand und daß versucht wurde, unübersichtliche bzw. mehrdeutige bioptische Situationen durch mikropräparatorisches Vorgehen zu klären. Dies geschah z. B. grundsätzlich bei den Sulcusarterien.

Die Messungen im zweiten Teil erfolgten mit einem Meßocular der Fa. Zeiß bei 25facher Vergrößerung; vor jeder Meß-Serie wurden die absoluten Werte der Skalierung für den eingestellten Abstand zum Präparat mit Hilfe einer entsprechenden Testschraffur (Fa. Zeiß) neu bestimmt. Messungen an vorhandenen histologischen Serienschnitten dienten zur Kontrolle der ermittelten Werte.

Der dritte Teil zerfällt in zwei Versuchsanordnungen: in einer Serie wurde bioptisch und auflichtmikroskopisch das Strömungsverhalten verschiedenfarbiger Flüssigkeitssäulen in den einzelnen arteriellen Provinzen beobachtet und zeichnerisch oder photographisch festgehalten. In einer zweiten Serie wurden die Gefäße möglichst von mehreren benachbarten Wurzelarterien aus mit dem Röntgenkontrastmittel Urographin [4] 30%ig (zum Teil auch 60%ig, um die Fließgeschwindigkeit zu reduzieren) durchströmt und serienangiographisch ausgewertet. Die Belastung der Röntgenröhre betrug 30 kV und 25 mA. Die Expositionszeit richtete sich nach dem eingestellten

---

[2] Zuletzt wurde das empfehlenswerte mikroneurochirurgische Besteck der Fa. Fischer, Freiburg, benutzt.

[3] „Pastoid"-Pulver und -Flüssigkeit der „Pharma", Röhm & Haas GmbH, Darmstadt.

[4] Fa. „Schering", Berlin.

Programm. Dieses wechselte zwischen 6 Aufnahmen pro Sekunde und 1 Aufnahme pro Sekunde und lief entsprechend 1 sec bis 8 sec. Bei einigen Übersichtspräparaten wurden längere Expositionszeiten gewählt. Detaillierte Angaben zur Versuchsanordnung erfolgen noch bei der Besprechung der Resultate.

II. Resultate

1. Deskriptive Untersuchungen

a) Arterielle Zuflüsse

Zu den extraspinalen Gefäßverhältnissen können nur für die Cervicalregion Beobachtungen beigesteuert werden.

Da sich unkontrollierbare Farbstoffinjektionen in situ verboten, mußte flogendermaßen vorgegangen werden: nach Entfernung des Cerebellum wurde ein Stück des Hirnstamms im unteren Bereiche der Brücke reseziert und in die so freigelegte A. basilaris ein großer Katheter eingebunden. Die dorsale Dura wurde bis zum mittleren Brustmark geschlitzt und die A. vertebralis beiderseits direkt proximal der Abgangsstelle des Ramus spinalis anterior durch Clip verschlossen. Danach wurden sukzessive die obersten Wurzelpaare geklippt, durchtrennt und das Halsmark soweit angehoben, daß die Ventralfläche überblickt werden konnte. Während der nun folgenden vorsichtigen Farbstoffinfusion wurden diejenigen Wurzeln markiert, von denen größere Zuflüsse zur A. spinalis anterior kamen. Diese Wurzeln wurden extradural mit der Luerschen Knochenzange bis zu der Stelle freigelegt, an der sie die Aa. vertebrales überkreuzten. Nach Durchtrennung der Wurzel distal der Kreuzungsstelle und Excision der freipräparierten Abschnitte der Aa. vertebrales konnte dann das gesamte Rückenmark einschließlich des Duralsackes im Zusammenhang mit diesen isolierten Gefäßabschnitten entnommen werden. Diese umständliche Prozedur erfolgte an 6 Leichen mit insgesamt 9 Wurzel-A. vertebralis-Präparationen ausreichend erfolgreich: siebenmal in Verfolgung von Vorderwurzelarterien, zweimal in Verfolgung gut ausgebildeter Hinterwurzelarterien. Diese ließen sich dadurch darstellen, daß einmal die Farbstofflösung direkt über die A. vertebralis und das andere Mal via A. cerebelli inferior posterior in die hinteren Längsanastomosenketten einfloß. Nach Schlitzung der ventralen bzw. dorsalen Dura wurde weiter Chinatusche infundiert. Folgende Befunde konnten erhoben werden:

Alle 7 Vorderwurzelarterien traten durch eine kleine isolierte Öffnung ventral der Wurzeltasche durch die Dura. Eine Hinterwurzelarterie verlief offensichtlich mit der Wurzel durch die Taschenöffnung, die andere besaß zusammen mit einer sehr kleinen Vorderwurzelarterie dicht oberhalb und ventral der Vorderwurzel einen isolierten Zugang. Durch die Schwarzfärbung ließen sich alle neun Gefäße extradural mehr oder weniger gut im Bindegewebe der Wurzel, dort natürlich als Aa. nervomedullares bzw. als Rami spinales verfolgen. Die Hauptgefäßstrecke lag immer ventral, häufig am unteren Rand der Wurzel. Für 8 dieser Gefäße ließ sich der Ursprung aus der A. vertebralis eindeutig nachweisen. Es handelte sich um Rami spinales mit Anschluß an die Vorderwurzelarterien C_5 rechts ($2\times$), C_5 links, C_6 rechts, C_6 links und C_7 rechts sowie an die Hinterwurzelarterien C_3 links und C_5 rechts. Der Ramus spinalis C_7 links stand offensichtlich nicht mit der A. vertebralis in Verbindung. Das Ostium in der Vertebraliswand befand sich bei allen höhergelegenen Rami spinales (C_5 und darüber) deutlich unterhalb der Kreuzungsstelle von Wurzel und A. vertebralis, das heißt, die Rami spinales nahmen anfangs einen isolierten und stärker aufsteigenden Verlauf. Bei den tiefergelegenen fiel dies nicht in dem Maße auf. An allen Wurzeln kam es extradural zu kleinen oder größeren Farbstoffextravasaten, so daß nicht gesagt werden kann, ob extravertebral noch Äste anderer Provenienz in die Rami spinales einmündeten.

Wegen der Farbstoffextravasate sind Photogramme zu unübersichtlich. Ein Vertebralisangiogramm des eigenen Materials soll deshalb den typischen Verlauf eines Ramus spinalis der oberen Cervicalregion demonstrieren (Abb. 1).

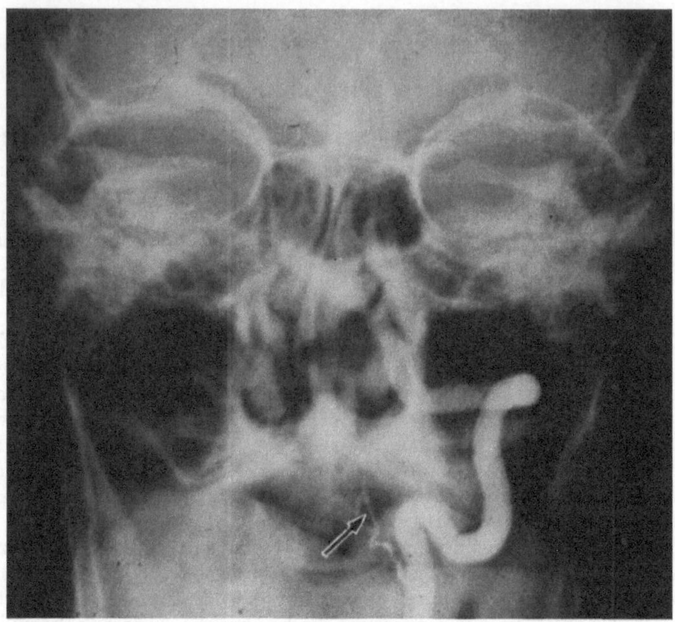

Abb. 1. Vertebralis-Angiogramm links: Dicht unterhalb der ersten Schleifenbildung der A. vertebralis geht ein Ramus spinalis ab mit dem typischen Knick bei seinem Durchtritt durch das Foramen intervertebrale (s. Pfeil)

Nach statistischen Gesichtspunkten entspringen zwar die arteriellen Zuflüsse zum oberen Halsmark den Vertebralarterien, zum unteren Halsmark dagegen überwiegend den ascendierenden Cervicalarterien (s. Abb. 33) und zum cervicothoracalen Übergangsgebiet den tiefen Cervical- bzw. obersten Thoracalarterien; die angeführten Befunde weisen jedoch darauf hin, daß in Einzelfällen die Versorgung des Halsmarks bis hinab zum Ramus spinalis C_7 allein über die Vertebralarterien verlaufen kann. Diese Beobachtung dürfte sowohl hinsichtlich obstruierender Gefäßprozesse an den Aa. vertebrales als auch für angiographische Untersuchungen in diesem Bereiche bedeutungsvoll sein.

Von den intraspinalen extraduralen Anteilen des arteriellen Zuflußsystems wurden hauptsächlich diejenigen Gefäße betrachtet, welche die Wurzeln begleiten. Statistische Auswertungen sind jedoch nicht möglich, weil aus institutstechnischen Gründen keine Füllungen von außen, das heißt, über die Aorta oder A. subclavia vorgenommen werden konnten. Es darf aber auf folgende Befunde hingewiesen werden:

Alle retrograd über unverschlossene Wurzelarterien angefärbten Aa. nervomedullares bzw. Rami spinales lagen auf der ventralen Hälfte der Wurzelcircumferenz, auch wenn sie den Ursprung von Hinterwurzelarterien darstellten. In der oberen Wirbelsäulenhälfte war eindeutig der untere Wurzelrand bevorzugt, obwohl hier häufiger als in anderen Abschnitten die Vorderwurzelarterien ventrocranial der Wurzeltasche die Dura perforieren; sie ziehen dann um den ventralen Wurzelrand herum. In der unteren Wirbelsäulenhälfte ist uns eine solche Bevorzugung nicht aufgefallen. Einen Verlauf auf der Dorsalfläche der Wurzel haben wir nie beobachtet. Von dorsal gesehen sind diese Gefäße sicher häufiger von der Wurzel verdeckt, als daß sie caudal von ihr oder gar cranial sichtbar würden.

Aus der Tatsache, daß an der überwiegenden Zahl distaler intraduraler Vorder- und Hinterwurzelabschnitte feine Gefäßchen („Artères grêles où radiculaires" Tanons) erkennbar sind, welche ihrer Aufzweigungsform nach von außen kommen, muß geschlossen werden, daß in den meisten Segmenten doppelseitig eine — meist rudimentäre — A. nervomedullaris vorhanden ist. Die Bedeutung dieser Gefäßchen für die Klinik ist sicher gering. Wenn sich — vorwiegend bei distalen Wurzelunterbindungen — via Ramus spinalis Teile des epiduralen Arteriensystems, also Arteriae canalis spinalis, mit anfärbten, so schien uns hier die Anordnung dieser Gefäße viel unregelmäßiger zu sein, als von einigen Autoren beschrieben.

b) Aa. radiculares

Tanon hat recht, zumindest für die Vorderwurzelarterien, wenn er sie „artères principales" oder wenigstens „artères radiculomédullaires" nennt. Denn sie sind die größten Arterien des Rückenmarks, haben den größten Anteil an seiner Versorgung — wenn man die intrakanalikulären Abschnitte der Aa. vertebrales in diese Kategorie aufnimmt (s. später), so versorgen sie es sogar allein — und begleiten bei weitem nicht alle Wurzeln.

α) Aa. radiculares anteriores

An den 50 Rückenmarkspräparaten von Erwachsenen finden sich insgesamt 296 Vorderwurzelarterien. Tabelle 2 gibt ihre zahlenmäßige und prozentuale Verteilung über die einzelnen Segmente an. Von dieser Gesamtzahl treten 138 Arterien in den cervicalen, 118 in den thoracalen, 31 in den lumbalen und 9 in den sacralen Segmenten an dieses Organ heran. Als Mittelwert ergibt sich dabei eine Zahl von 6 Arterien für jedes Rückenmark. Diese pauschalen Zahlenangaben besitzen jedoch weder für die Gesamtbetrachtung noch für die Vascularisation des einzelnen Präparates eine Relevanz.

Tatsächlich verteilt sich nämlich die Zahl der Vorderwurzelarterien in der auf Abb. 2 graphisch dargestellten Weise auf die einzelnen Präparate. Es ist festzuhalten, daß in immerhin 8% des Materials nur 2 bis 3 Zuflüsse vorliegen; bei weiteren 18% sind es 4, bei 20% 5 Aa. radiculares anteriores. An die restlichen Präparate treten jeweils 6 bis 11 Vorderwurzelgefäße heran. Nach der Definition, daß ein Rückenmark mit 5 oder weniger Zuflüssen zum paucisegmentalen, mit mehr als 5 zum plurisegmentalen Typ zu rechnen sei, gehören also 46% unserer Rückenmarkspräparate in die paucisegmental versorgte Gruppe. Unseres Erachtens genügt diese Unterteilung nicht. Von der Anordnung her kommt der Verteilung über die Segmente eine erhebliche Bedeutung zu. Schlüsselt man das Gesamtmaterial in dieser Form auf, so ergibt

Tab. 2. *Zahlenmäßige und prozentuale Verteilung von 296 Vorderwurzelarterien auf die einzelnen Rückenmarkssegmente mit weiterer Unterteilung nach Seitenlokalisation und Kaliber. (Kategorien I—IV) (50 Rückenmarkspräparate)*

RECHTS								LINKS				
IV	III	II	I	re.	%		Σ	li.	I	II	III	IV
						C 1						
2	1			3	1,7	2	5	2			1	1
1	1			2	2,0	3	6	4			1	3
5	2	1		8	6,1	4	18	10			5	5
6	7	4		17	9,5	5	28	11	1	2	4	4
6	4	3	1	14	9,1	6	27	13	1	1	5	6
3	2	5	1	11	10,1	7	30	19	2	2	7	8
4	3	4	1	12	8,1	8	24	12	1	3	3	5
1		1		2	1,4	D 1	4	2		1	1	
	1			1	1,0	2	3	2			1	1
2	2			4	2,7	3	8	4		1	2	1
1	1			2	3,4	4	10	8		2	4	2
2	1	1		4	3,4	5	10	6			6	
1	1	1		3	2,3	6	7	4			3	1
1	1			2	2,7	7	8	6			6	
	1	2		3	3,0	8	9	6	1	2	3	
		1	1	2	6,4	9	19	17	8	5	4	
			4	4	7,1	10	21	17	11	5	1	
1		1	1	3	2,0	11	6	3	2			1
		2	2	4	4,4	12	13	9	5	4		
		2	1	3	4,1	L 1	12	9	4	4	1	
		1	1	2	3,4	2	10	8	3	3	2	
	1	1		2	1,7	3	5	3	1	1		1
1				1	0,7	4	2	1			1	
	1			1	0,7	5	2	1			1	
				0	1,0	S 1	3	3			2	1
	1			1	0,7	2	2	1			1	
1				1	0,3	3	1	0				
				0	0,7	4	2	2			1	1
				0	0,3	5	1	1			1	
38	31	30	13	112	100		296	184	40	36	67	41

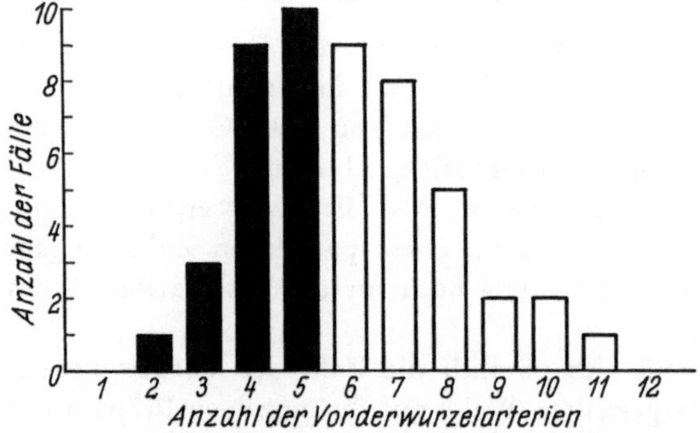

Abb. 2. Verteilung der 296 Vorderwurzelarterien auf die 50 Rückenmarkspräparate. Die schwarzen Säulen bezeichnen die paucisegmental, die weißen Säulen die plurisegmental versorgten Fälle

sich eine prozentuale Verteilungskurve in Form der Abb. 3. Diese zeigt in ihrer Tendenz eine gute Übereinstimmung mit der Kurve, welche Jellinger 1966 aus einem recht inhomogenen Material von ca. 700 Rückenmarkspräparaten, welche von den einzelnen Autoren mit unterschiedlicher Ausführlichkeit beschrieben wurden, errechnet hat. Vergleicht man die kleineren Kollektive, so ergeben sich zum Teil nennenswerte Unterschiede. Da die große Zahl jedoch Zufälligkeiten weitgehend ausgleicht, darf die Übereinstimmung der gezeigten Kurven als Zeichen dafür genommen werden, daß unser Kollektiv einen repräsentativen Querschnitt darstellt.

Aus dem Kurvenverlauf geht hervor, daß es zwei Bereiche mit gesteigerter Zutrittshäufigkeit von Vorderwurzelarterien gibt, und zwar das Gebiet C_5 bis C_8, welches morphologisch der cervicalen Intumescenz, und das Gebiet D_9 bis $L_{1/2}$, welches wir vorerst nur als thoracolumbale Übergangsregion charakterisieren können. Die oberen zwei Drittel des Brustmarks, die obere Cervicalregion und das untere Lumbalgebiet zeigen dagegen eine deutlich geringere Zutrittsfrequenz. Die stärkste Zutrittsreduktion weisen allerdings das zweite Cervicalsegment, die beiden obersten Thoracalsegmente und der Sacralbereich auf.

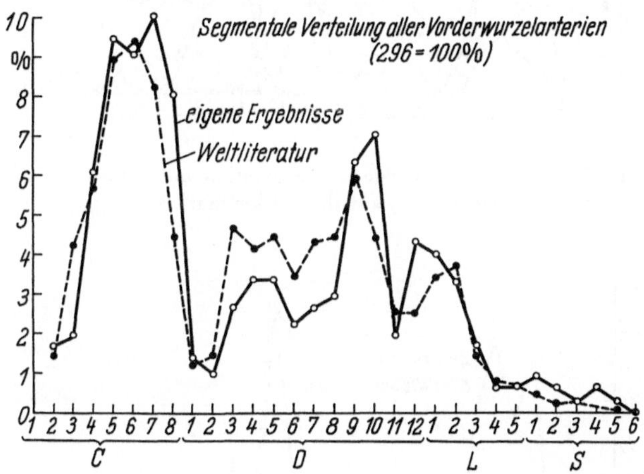

Abb. 3. Prozentuale Verteilungskurve der 296 Vorderwurzelarterien auf die einzelnen Rückenmarkssegmente

Noch deutlicher wird diese Inhomogenität der Zutrittsfrequenz, wenn man das Kaliber der speisenden Arterien berücksichtigt. Das ist in der vorliegenden Literatur bisher kaum erfolgt. Es werden zwar erhebliche Kaliberschwankungen bei Messungen betont, aber keine Verteilungsmuster angegeben. Da auf die Meßergebnisse später noch im Zusammenhang eingegangen werden wird, soll hier vorerst nur auf die Abb. 4a und 4b hingewiesen werden. Hier ist die Aufschlüsselung der Vorderwurzelarterien nach ihrem Kaliber in die vier Kategorien I—IV (Zahlenangaben s. Tab. 2) graphisch dargestellt. Die Art der Klassifizierung wird bei der Besprechung der stereometrischen Befunde noch begründet werden.

Es ist deutlich zu erkennen, daß sehr große Gefäße (Kategorie I) überhaupt nur an die Halsanschwellung und den thoracolumbalen Übergangsbereich herantreten. Auch die Gefäße der Kategorie II haben mit einer etwas größeren Streubreite ihre Zutrittsmaxima in diesen Bereichen. In den von Gefäßen der Kategorie I freien mittleren Thoracalabschnitt münden sie nur gelegentlich ein.

Auch die Gefäße der Kategorie III und IV zeigen keine homogene Verteilung. Bei den Arterien der Größenordnung III handelt es sich bereits um kleinere, jedoch funktionell vollwertige Gefäße. Die kleinsten Arterien des ventralen Versorgungssystems sind in der Gruppe IV zusammengefaßt; ihr Verhalten weicht in einigen Punkten von dem der größeren Gefäße ab, worauf später noch eingegangen wird. Die Arterien der Gruppe III finden sich häufig in der mittleren und unteren Cervicalregion, aber auch in den mittleren thoracalen Abschnitten. Sie sind kaum in der

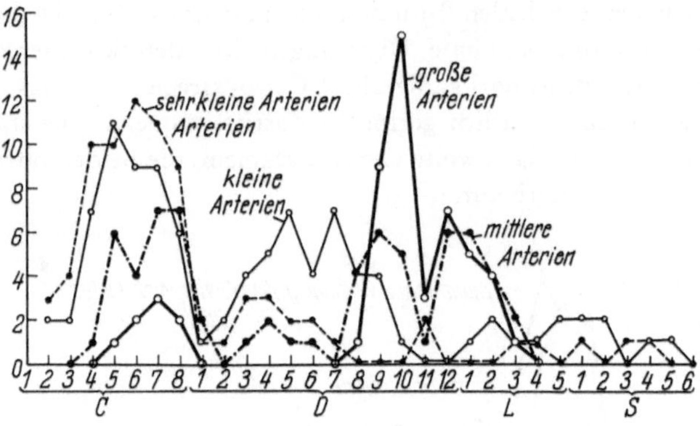

Abb. 4 a. Prozentuale Verteilung der Vorderwurzelarterien untergliedert nach ihrem Kaliber (Kategorien I—IV) auf die Rückenmarksegmente

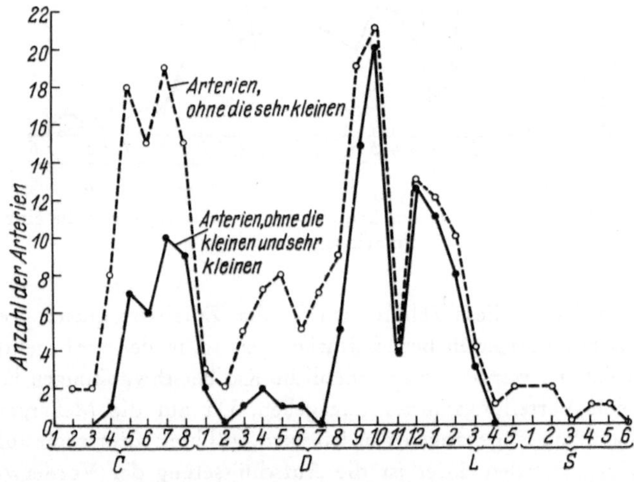

Abb. 4 b. Prozentuale Segmentverteilung der Vorderwurzelarterien ohne Berücksichtigung a) der Gefäße der Kategorie IV, b) der Gefäße der Kategorie III und IV

thoracolumbalen Übergangsregion zu beobachten, wo die größeren Gefäße eindeutig dominieren. Ihre Zahl ist auch im Lumbosacralbereich gering (s. Abb. 4), obwohl sie dort bei dem vollkommenen Fehlen größerer Arterien die markantere Gruppe darstellen. Die Gefäße der Kategorie IV zeigen eine derartige Bevorzugung der Cervicalregion, daß ihre Beteiligung an der Vascularisation der anderen Abschnitte kaum zahlenmäßig ins Gewicht fällt.

Berücksichtigt man den zahlenmäßigen Anteil der verschiedenen Gefäßkategorien bei der segmentalen Verteilung der Gesamtzahl der Vorderwurzelarterien, so ergibt sich die synoptische Darstellung der Abb. 5.

Aus dieser Darstellung ist abzulesen, daß sich am Rückenmark — läßt man die traditionellen Segmentbezeichnungen einmal außer acht — nach der Zutrittshäufigkeit

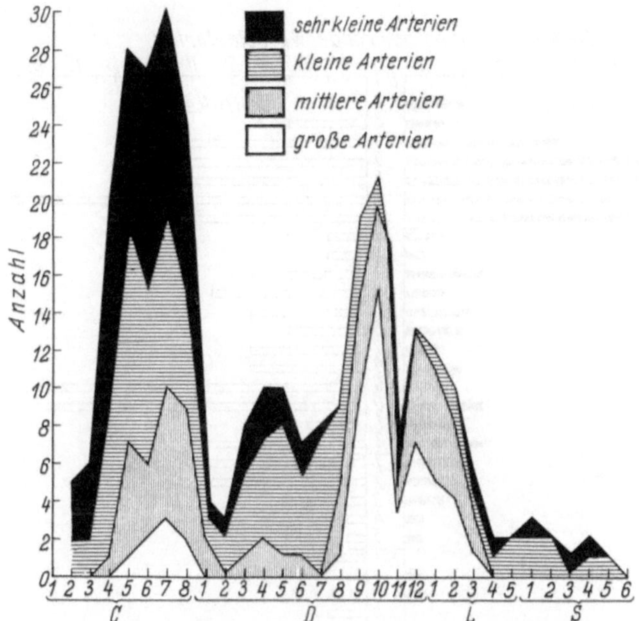

Abb. 5. Synoptische Darstellung der Beteiligung der einzelnen Gefäßkategorien (I—IV) an der Gesamtverteilungskurve (nach Zahl der Gefäße)

von Aa. radiculares anteriores vier Territorien unterscheiden lassen, welche jeweils annähernd ein Viertel der Gesamtsegmentzahl umfassen:

Das cervicale oder erste Territorium zeichnet sich besonders durch die große Zahl von Zuflüssen aus, an der alle Gefäßkategorien beteiligt sind.

Das zweite Territorium zeigt eine mittlere Zuflußfrequenz, an der überwiegend kleinere Gefäße und nur zu einem kleinen Teil Arterien der Kategorie II teilhaben.

Das dritte Territorium (thoracolumbale Übergangsregion) ist vor allem dadurch gekennzeichnet, daß immer große Arterien hier einmünden; damit ist zwangsläufig auch eine Zuflußhäufung verbunden.

Das vierte oder inferiore Territorium fällt weder durch die Zahl noch durch das Kaliber der hinzutretenden Gefäße für die Versorgung des Rückenmarks ins Gewicht.

Daß auch die absoluten Zuflußminima in den obersten und untersten Anteilen des Rückenmarks und in den obersten Thoracalsegmenten von Bedeutung sind, soll später ausgeführt werden.

Die Frage, wie häufig diese Gefäße mit einer rechtsseitigen oder linksseitigen Wurzel zum Rückenmark ziehen, beantwortet die Abb. 6. Es ist leicht zu erkennen, daß cervical keine Seitenprävalenz besteht; größere Gefäße kommen hier sogar etwas häufiger von rechts (s. Tab. 2). In allen darunter liegenden Abschnitten überwiegt der linksseitige Zutritt (Linkslateralisation der Aorta!).

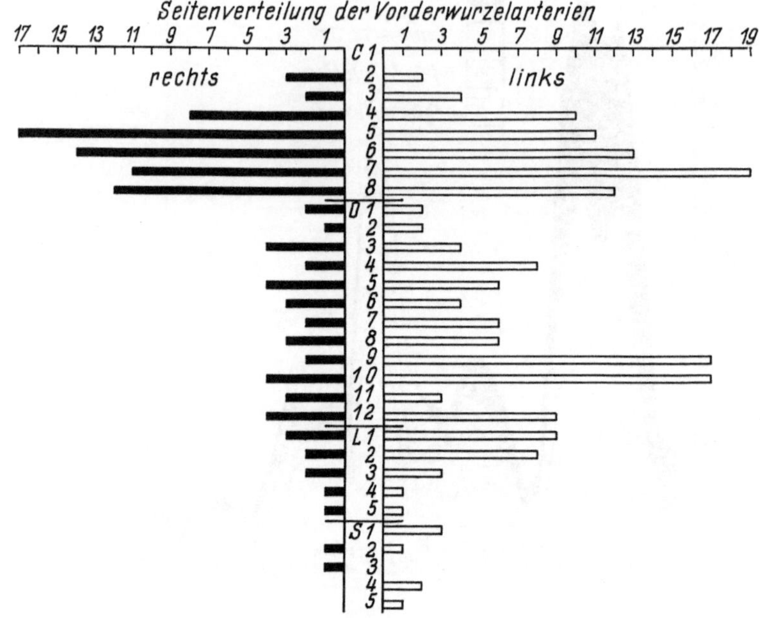

Abb. 6. Zahlenmäßige Verteilung der Vorderwurzelarterien auf die Rückenmarkssegmente unter Berücksichtigung der Seitenlokalisation

Legt man die Untergliederung des Rückenmarkes in die genannten vier Territorien zugrunde, so ergeben sich bei der Aufschlüsselung des Gesamtmaterials (s. Abb. 29 und Tab. 3) folgende Feststellungen:

Das erste oder cervicale Territorium kann von einer solitären sehr großen Vorderwurzelarterie (Kategorie I) oder einem großen Gefäß in Verbindung mit ein bis zwei kleinen Zuflüssen oder aber von mehreren kleineren Arterien versorgt werden. Diese Zuflüsse können gleichermaßen von rechts oder links kommen, oder aber von beiden Seiten an dasselbe Segment treten. Höhenlokalisatorisch sind die Segmente C_5 bis C_7, gefolgt von C_8 und C_4 bevorzugt.

Das zweite Territorium kann zuflußfrei sein oder es wird von ein bis zwei Vorderwurzelgefäßen in Höhe D_4 oder D_5 (seltener D_3 oder D_7) erreicht, welche überwiegend der Kategorie III entstammen, seltener zu den größeren oder den sehr kleinen gehören und häufiger von links als von rechts herantreten.

Das dritte Territorium, die thoracolumbale Übergangsregion, erhält am häufigsten das Blut aus ein bis zwei größeren, ganz überwiegend linksseitigen Gefäßen, von denen in der Regel eines der Kategorie I, das andere der Kategorie II (nur ausnahmsweise der Kategorie III) entstammt. Die segmentale Reihenfolge ist hier D_{10}, D_9, D_{12}, L_1, L_2.

Das vierte Territorium, der caudalste Abschnitt, erhält nur in einem Fünftel bis einem Viertel der Fälle eine kleine Arterie, wiederum etwas häufiger von links als von rechts ohne Segmentüberwiegen.

Bezieht man in die Analyse des Untersuchungsgutes nun noch einmal die Zugehörigkeit des Einzelpräparates zur pauci- oder plurisegmental versorgten Gruppe ein, so ergeben sich weitere interessante Gesichtspunkte.

Es läßt sich eine inverse Korrelation zwischen der Zahl und dem Durchmesser der Wurzelarterien konstatieren: je kleiner die Zahl, desto größer das Kaliber der Gefäße und umgekehrt. Diese so selbstverständlich klingende Feststellung trifft sicher für das Gesamtorgan und in großen Zügen auch für die Hauptversorgungsterritorien zu. Erhält ein Organ überhaupt nur zwei bis vier Zuflüsse, so handelt es sich dabei um große Gefäße, welche sich auf das Cervicalmark und die Thoracolumbalregion konzentrieren und naturgemäß große Abstände voneinander aufweisen. Bei fünf Zuflüssen können sich diese gelegentlich schon so gleichmäßig anordnen, daß sich das Hauptkriterium des paucisegmentalen Typs, nämlich das Freibleiben eines ganzen Territoriums von speisenden Arterien, verwischt. Das eindrucksvolle Bild einer extrem strengen Ökonomisierung der Versorgung, das heißt Beschränkung der Zuflüsse auf die Intumescenzen und Mitversorgung der Umgebung von hier aus, findet sich im Gesamtmaterial nur bei 26% der Fälle.

Interessanter noch wird die Analyse, wenn man in der Betrachtung von den Einzelterritorien ausgeht. In der Cervicalregion bedeutet die Präsenz eines Gefäßes der Kategorie I immer, daß das Halsmark dem extrem paucisegmentalen Typ unserer Definition angehört. Auch Gefäße der Kategorie II weisen darauf hin, daß die Vascularisation des Halsmarkes von einer geringen Zuflußzahl abhängt und größere Abstände zwischen den Zuflüssen am Gesamtorgan zu erwarten sind (s. Abb. 29).

Im thoracolumbalen Übergangsterritorium findet sich mit strenger Regelmäßigkeit das größte Gefäß des gesamten Rückenmarks, die sogenannte A. radicularis magna (Adamkiewicz), auf welche noch zurückzukommen sein wird. Das vorliegende Material bestätigt nur teilweise die Angaben in der Literatur, daß die hohe Position der A. radicularis magna (Segmente D_8 bis D_{10}) in der Regel die Abhängigkeit nicht nur des unteren Thoracalmarks, sondern der gesamten lumbalen Intumescenz von diesem Gefäße anzeigt. Wie die Abb. 29 demonstriert, handelt es sich dabei nicht um eine strenge Gesetzmäßigkeit, denn in 5 von 25 Fällen war neben einer A. radicularis magna in Höhe D_8, D_9 oder D_{10} noch ein Zufluß der Kategorie II in Höhe L_1 oder L_2 zu beobachten. Auch der tiefe Zutritt der A. radicularis magna ist nicht immer mit einem weiteren großen Zufluß in einem höheren Segment des dritten Territoriums verbunden. In einem weiteren Falle traten zwei Gefäße der Kategorie II in den Höhen D_9 und L_1 an das Mark, ohne daß hätte gesagt werden können, daß eines von beiden größer sei. In vier weiteren Beispielen vom plurisegmentalen Typ gehören ebenfalls zwei oder drei Arterien dieser Region der Kategorie II an; hier gab sich jedoch jeweils eines eindeutig als A. radicularis magna zu erkennen.

In dem schlechter vascularisierten zweiten Territorium (also D_1 bis D_7) gilt die anfangs genannte Relation zwischen Zahl und Größe der Zuflüsse nur noch im Hinblick auf das Gesamtorgan; bei isolierter Betrachtung dieses Territoriums scheint die Art der Vascularisation keiner Regel zu unterliegen. Zuflüsse können ganz fehlen (auch wenn ein plurisegmentaler Typ vorliegt!) oder den Kategorien II bis IV angehören und sich in ein oder zwei Etagen finden, ohne daß sich für das Territorium selbst oder die benachbarten Zuflüsse direkte Beziehungen ergäben. (Das gilt jedoch nicht für den Gesamtversorgungsplan des Organs, wie noch einmal betont werden soll.) Auch für das vierte Territorium lassen sich keine verbindlichen Regeln aufstellen.

β) Arteriae radiculares posteriores

Es muß hervorgehoben werden, und dies in Übereinstimmung mit allen Voruntersuchern, daß sich das posteriore Versorgungssystem erheblich schlechter beurteilen läßt als das anteriore. Dies liegt nicht einmal so sehr an der kaliberabhängig schlechteren Möglichkeit, die Gefäße mit kontrastgebenden Lösungen zu füllen, als vielmehr daran, daß sich die Ausdehnung des Versorgungsbereiches des einzelnen Gefäßes und damit seine Bedeutung für die Gesamtvascularisation oft nur schwer bestimmen läßt. Wie bei den Vorderwurzeln so finden sich auch an den distalen Teilen fast aller Hinterwurzeln kleine Gefäßbäumchen, welche von außen, also durch die Dura, herantreten und sich lokal erschöpfen. Daneben finden sich hier aber auch kleine Arterien, welche zwar den Wurzelverlauf bis hin zum Mark begleiten, sich dort aber in zwei bis drei Ästchen auflösen, welche entweder in der leptomeningealen Bedeckung auslaufen oder aber Anschluß an die Vasocorona finden. Da gleichartige Gefäße am anterioren System allgemein nicht zu den signifikanten Aa. radiculares gezählt werden, haben wir auch für das posteriore System davon Abstand genommen. Die Zuordnung wird außerdem durch die Tatsache erschwert, daß eindeutig von zentral kommende Gefäße auf die Hinterwurzeln treten und diese mehr oder weniger weit begleiten können, um sich oft erst recht weit distal in feine Ästchen aufzulösen. Die Klärung gelingt nur mit dem Auflichtmikroskop.

Von dem Gesamtmaterial lassen sich für die Beurteilung der Hinterwurzelarterien 39 Präparate auswerten. Insgesamt finden sich an diesen 431 Aa. radiculares posteriores, von welchen 94 an die Cervicalregion, 86 an das zweite Territorium, 229 an die thoracolumbale Übergangsregion und nur 22 an das vierte Territorium herantreten. Am einzelnen Präparat finden sich zwischen 9 und 15, durchschnittlich am häufigsten 11 speisende Arterien. Die Streubreite ist im eigenen Material wegen der strengeren Kriterien geringer als in den meisten Literaturangaben. Im Halsmarkbereich schwankt die Zahl zwischen 1 und 6 (meist 3), im sogenannten zweiten Territorium zwischen 0 und 5 (meist 2), im thoracolumbalen Übergangsbereich zwischen 3 und 11 (meist 6). Das vierte Territorium weist wie ventral nur gelegentlich einen kleinen Zufluß auf.

Das Kaliber der Gefäße ist allgemein kleiner als im Ventralsystem. Die Kategorie I ist im vorliegenden Material überhaupt nicht vertreten. Gefäße der Kategorie II können überraschenderweise in der obersten Cervicalregion (C_2 und C_3), natürlich auch im Bereiche der cervicalen Intumescenz (hauptsächlich bei C_7), ganz überwiegend aber in der thoracolumbalen Übergangsregion mit stärkerer Betonung des Lumbalbereiches vorliegen. Auch sie sind insgesamt dorsal seltener anzutreffen als ventral. Es überwiegen die Kaliber der Kategorie III und IV, wobei sich die größten der vorhandenen Gefäße immer im sogenannten dritten Territorium erkennen lassen (s. Abb. 7).

Hinsichtlich der segmentalen Zutrittsfrequenz ergeben sich ein steiler Gipfel bei C_7 und eine höhere niveauartige Anhebung der Kurve, welche den Gipfel bei C_7 noch überragt, in der Thoracolumbalregion; die hohe Niveaubildung findet sich zwischen

D_8 und L_2. Zusammenfassend läßt sich im Vergleich mit dem ventralen Versorgungssystem festhalten, daß bei allgemein kleinerem Kaliber prozentual weniger Gefäße an die Cervicalregion, dafür mehr an die thoracolumbale Übergangsregion, besonders aber an die Lumbalregion herantreten. Eine etwas höhere Zuflußfrequenz findet sich auch zwischen D_3 und D_7. Die auffälligste Zuflußreduktion gegenüber ventral weist der mittlere Cervicalbereich auf. Daneben liegen auch dorsal weitere Zuflußminima in Höhe C_1, D_1 bis D_2 und S_1 bis Co vor.

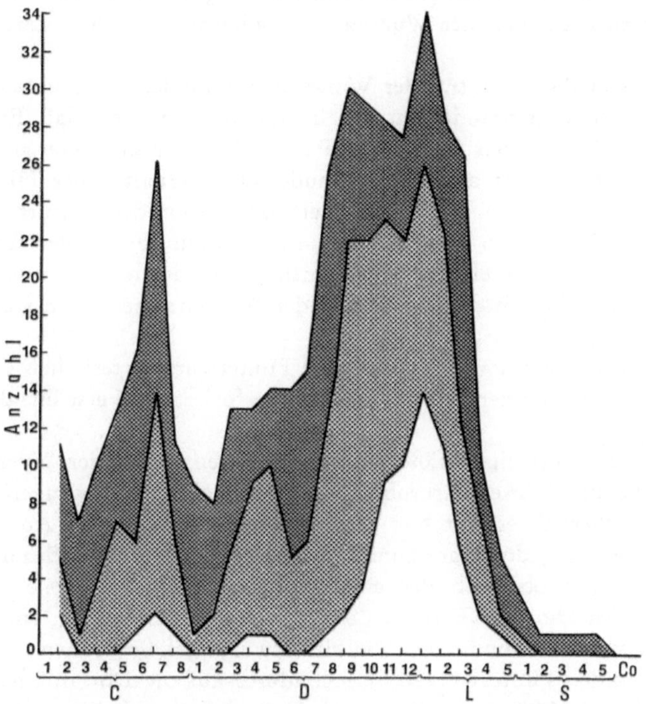

Abb. 7. Synoptische Darstellung der segmentalen Verteilung der Gesamtzahl der Hinterwurzelarterien unter Berücksichtigung des Gefäßkalibers (Kategorien II—IV)

Eine nennenswerte Seitenprävalenz existiert für keine Region. Häufiger als ventral treten Hinterwurzelarterien in gleicher Höhe von beiden Seiten an das Mark heran. Das gemeinsame Auftreten einer Vorder- und einer Hinterwurzelarterie im gleichen Segment, also aus einer gemeinsamen A. nervomedullaris entspringend, ist weitaus weniger häufig als das isolierte. Diese Feststellungen gelten auch für den Thoracolumbalbereich. Die hier vorliegenden größeren Gefäße erreichen zwar oft bei L_1 ein- oder doppelseitig das Mark, sie treten aber weder gehäuft als posteriore Ergänzung der A. radicularis magna anterior, also als „artères du renflement lombaire" LAZORTHES' auf, noch läßt sich eine von ihnen mit statistischer Signifikanz als A. radicularis magna posterior im Sinne der Adamkiewiczschen Arterie erkennen.

Eine ausgeprägte Unterscheidung von pauci- oder plurisegmental versorgten Präparaten ist nicht möglich, weder nach der Zahl noch nach der Anordnung der Zuflüsse. Insofern zeigt das Gesamtmaterial für das posteriore System schon eine größere

Homogenität als für das anteriore. Für die prozentual segmentale Verteilung jedoch ist — vielleicht etwas weniger scharf — eine der anterioren vergleichbare Gliederung der posterioren Vascularisation in vier entsprechenden Territorien abzuleiten (s Abb. 7).

γ) Verlauf, Form und Aufzweigungsmodus der Aa. radiculares

Alle Wurzelarterien stehen mit der Ventralfläche der Wurzeln, die sie begleiten, in Beziehung. Bei unseren Präparaten herrscht auch allgemein, das heißt auch bei den Hinterwurzelarterien, ein von der Wurzeltasche isolierter Durchtritt durch die Dura vor.

In fast 70% liegt dieser ventral der Wurzelaustrittsstelle, in der unteren Rückenmarkshälfte häufiger ventrocaudal, in der oberen oft ventrocranial. Entsprechend finden sich die Gefäße in den caudaleren Partien häufiger am unteren Rande der Wurzel, in den cranialen oft am oberen Rande. Das Verhalten der Hinterwurzelarterien richtet sich natürlich ebenfalls nach der Lokalisation der Durchtrittsstelle. Sie können entsprechend über den oberen oder unteren Rand der Vorderwurzel an die Ventralfläche der Hinterwurzel treten, gelegentlich auch durch die Vorderwurzel. In den restlichen Fällen scheinen die Gefäße aus der Wurzeltasche in den freien Spinalkanal einzutreten.

Bei gemeinsamem Eintritt von Vorder- und Hinterwurzelarterie ließ sich fünfmal erkennen, daß ein gemeinsamer Stamm die Dura perforierte und erst intrakanalikulär die Aufzweigung erfolgte.

In der Regel erreichen die Gefäße mit den mittleren Fasern der Wurzelaustritts- oder Eintrittszone die Rückenmarksoberfläche. Bei ihrem mehr waagerechten Verlaufen im Cervicalbereich erfolgt hier auch oft ihre Aufzweigung. Am Brust- und Lendenmark können sie jedoch ihre zum Teil sehr schräge Verlaufsrichtung noch beibehalten und sich erst oberhalb der entsprechenden Wurzelfaserzone aufzweigen. Seltener lösen sie sich schon vor Erreichen des Markes von der Wurzel, um caudal von ihr in einen Längstrakt einzumünden. Die Hinterwurzelgefäße können auch zwischen den sich auffächernden Hinterwurzelfasern hindurch auf die Dorsalfläche übergehen und hier in die hintere Längskette übergehen. Vollständigkeitshalber soll darauf hingewiesen werden, daß die Länge der Aa. radiculares natürlich in etwa der Länge der begleitenden Wurzeln entspricht.

Dem nun folgenden Gefäßabschnitt, nämlich der Aufzweigungsstelle, kommt für die spätere Beurteilung eine eminente Bedeutung zu. Wir werden unsere Beobachtung deshalb mit einer größeren Zahl photographischer Wiedergaben dokumentieren.

Das Grundprinzip ist eindeutig die y-förmige Gabelung in zwei Äste. Von diesen verläuft der eine in der Längsachse des Organs nach cranial, der andere nach caudal. Dieser Prototyp erfährt je nach der Lokalisation seine spezifische Modifikation.

Der größeren Übersichtlichkeit wegen soll mit der caudalen Region begonnen werden. Durch die schräge Einfallsrichtung von caudal nach cranial ergibt sich hier eine typische formale Gestaltung: da die Teilungsstelle immer lateral der Mittellinie liegt, setzt der Ramus ascendens anfangs die Verlaufsrichtung der Wurzelarterie fort, um dann mit kaum merkbarer Abweichung in die Mittellinie des Rückenmarks einzuschwenken. Der Ramus descendens dagegen muß, um das gleiche Ziel zu erreichen, einen scharfen Bogen, eine „Haarnadelkurve" beschreiben (Abb. 8). Diese Form ist für alle Regionen repräsentativ, welche einen schrägen Verlauf ihrer Wurzeln zeigen,

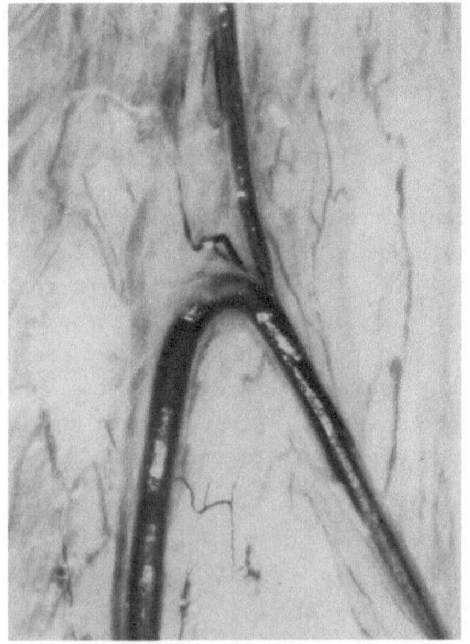

Abb. 8 a

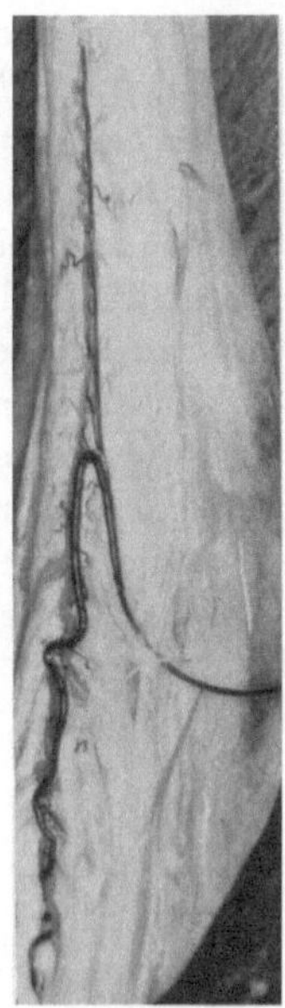

Abb. 8 b

Abb. 8. Aufzweigungsmodus der A. radicularis magna (ADAMKIEWICZ). 8 a. kräftiger Ramus ascendens

Abb. 8 b. Feiner Ramus ascendens. Beachtenswert ist der Verlauf der Sulcusarterien im Aufzweigungswinkel der Wurzelarterien

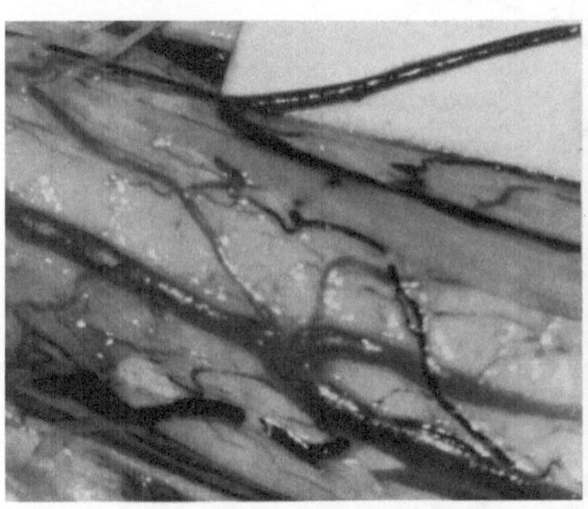

Abb. 9

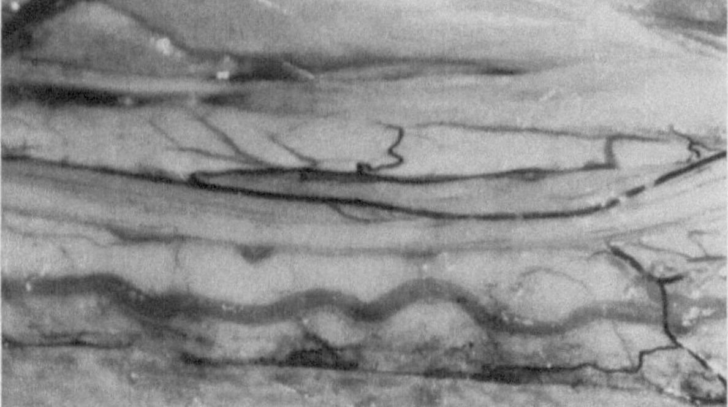

Abb. 10

Abb. 9. Aufzweigungsstelle einer Hinterwurzelarterie, welche am oberen Bildrande von oben rechts kommend sich in die „A. spinalis posterolateralis" aufzweigt. Am unteren Bildrand die V. mediana posterior

Abb. 10. Hier läuft eine Hinterwurzelarterie von rechts kommend auf der Ventralfläche der umgeschlagenen Hinterwurzel zur Teilungsstelle. In der unteren Bildhälfte eine Vene

also bis hinauf in den oberen Thoracalbereich, ventral sowohl als auch dorsal (Abb. 9 und 10). Die regionale Modifikation macht sich hauptsächlich in den wechselnden Kaliberrelationen der Rami ascendentes et descendentes bemerkbar.

An der Ventralfläche der thoracolumbalen Übergangsregion findet sich nur der Aufzweigungsmodus in einen sehr starken Ramus descendens und einen schwächeren Ramus ascendens. Handelt es sich um den Ramus descendens der A. radicularis magna, so ist die Differenz zwischen beiden beträchtlich. Die Wurzelarterie kann sich praktisch mit gleichem Kaliber in diesen Ramus descendens fortsetzen, während der Ramus ascendens als sehr kleines Ästchen ansitzt (Abb. 8). Die Aufzweigungsform bleibt jedoch stets erhalten. In rund 10% der Fälle geht direkt von der „Haarnadelkurve" ein Ast nach cranial. In zwei Fällen ergab sich dabei das auf Abb. 11 C3 schematisch dargestellte Bild. Wie die feinpräparatorische Freilegung ergab, handelt es sich dabei jedoch nicht um die von NOESKE beschriebenen Inselbildungen, sondern um die partielle Überlagerung einer Sulcusarterie durch den Ramus ascendens (s. Abb. 11 C4).

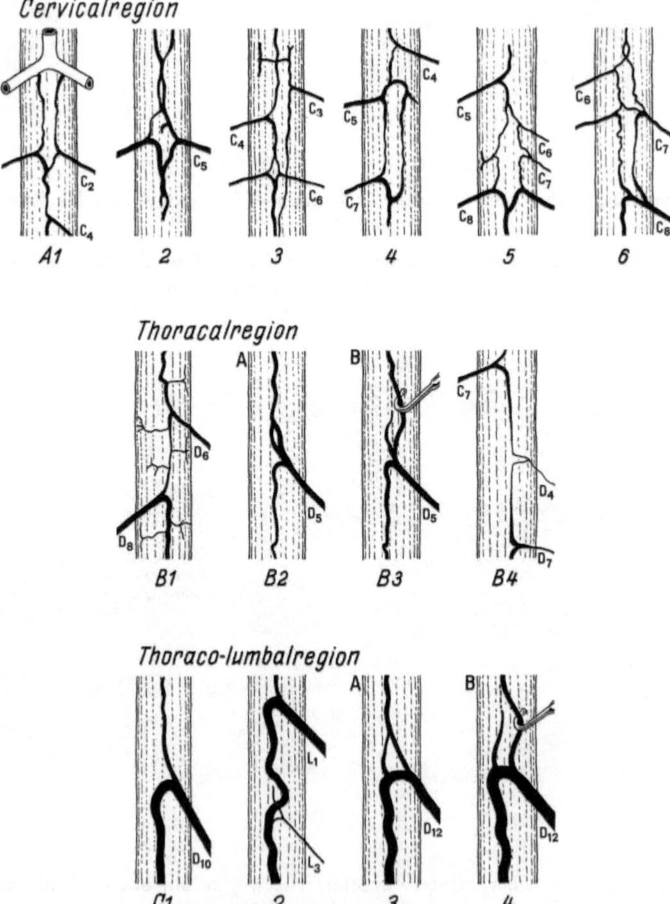

Abb. 11. Die „A. spinalis anterior": Verlaufsformen in der Cervicalregion (Reihe A), Thoracalregion (Reihe B) und in der thoracolumbalen Übergangsregion — A. rad. magna — (Reihe C). Weiter siehe Text

Das gleiche trifft für den Befund der Abb. 11 C2 zu (s. a. LAZORTHES, Fig. 6). Eine kleinere supplementäre Arterie bei L_3 scheint mit ihrem Ramus descendens Anschluß an den großen Ramus descendens der A. radicularis magna zu finden. Die Präparation zeigt aber, daß die Äste des Gefäßes L_3 unabhängig in Sulcusarterien auslaufen. An den 18 kleineren Gefäßen unseres Materials, welche unterhalb der A. radicularis magna hinzutreten, läßt sich dies fünfmal verifizieren. Dieser Befund kann nur durch eine ursprüngliche Doppelanlage erklärt werden. Eine typische Inselbildung läßt sich dagegen in diesem Bereiche an keinem Präparat finden. Von den verbleibenden 13 kleineren caudalen Gefäßen finden 6 mit einem kleinen Ramus descendens Anschluß an den großen Ramus descendens der A. radicularis magna, während ein Ramus ascendens fehlt; in einem weiteren Falle ist er zwar vorhanden, jedoch offensichtlich nicht bluthaltig. In 3 Fällen endet eine Wurzelarterie der Kategorie III dicht vor der Mittellinie, ohne erkennbar Anschluß an das Mittelliniengefäß zu finden; da sich jedoch bei der Präparation stärkere Äste in den Vorderstrang fortsetzen, werden sie als Radiculararterien geführt. Bei 3 Arterien der Kategorie IV läßt sich der Verzweigungsmodus nicht klären.

Im ventralen zweiten Territorium findet sich in etwa der Hälfte der Fälle eine Aufzweigung in annähernd gleich große Rami, während in ca. 30% der Ramus descendens und in ca. 20% der Ramus ascendens das stärkere Kaliber besitzt (Abb. 11 B1). In 10 Fällen ist ein Gefäß der Kategorie IV in die Längsanastomosenkette eingeschaltet, wodurch ihr Kaliber an diesen Stellen erheblich reduziert wird (s. Abb. 11 B4). In 2 Fällen scheinen anfangs Inselbildungen vorzuliegen. Sie lassen sich jedoch bei der Präparation wieder als Überlagerungen demaskieren (s. Abb. 16 und schematische Abb. 11 B2 und B3).

Daß der geschilderte Aufzweigungsmodus auch für das posteriore System typisch ist, zeigen die Abb. 9 und 10. Im Gegensatz zu NOESKE und in Übereinstimmung mit SUH und ALEXANDER sowie TURNBULL et al. läßt sich nachweisen, daß die Aa. radiculares posteriores durchaus mit einem Ramus, seltener mit beiden Rami zur Bildung der A. spinalis posterior beitragen, also dorsal von der Radix posterior verlaufen können (s. Abb. 12). Dieses Verhalten wurde an 47 Hinterwurzelgefäßen des Brust- und Lendenmarks registriert. In der Regel liegen die Rami ascendentes et descendentes jedoch im Winkel zwischen Hinterwurzel und Seitenstrang.

Die Cervicalregion zeichnet sich einmal dadurch aus, daß die Wurzelgefäße auf der Rückenmarksvorderfläche einen mehr waagerechten Verlauf nehmen und der Aufzweigungswinkel dadurch größer wird, zum anderen, daß häufiger zwei Gefäße von beiden Seiten kommend in dem gleichen Segment aufeinandertreffen, und drittens, daß die Rami ascendentes et descendentes beider Seiten in einem Teil der Fälle keinen direkten Anschluß aneinander gewinnen, sondern jederseits getrennt voneinander verlaufen können. (Siehe hierzu auch das Kapitel „A. spinalis anterior".) Faßt man alle Gefäße der Cervicalregion zusammen, so kann in je einem Drittel der Ramus ascendens oder der Ramus descendens der stärkere sein oder eine Teilung in gleich starke Äste vorliegen (s. Abb. 11 A und Abb. 17).

Das posteriore System zeigt den gleichen Verzweigungsmodus, wobei auch hier — vielleicht noch häufiger als in den tieferen Abschnitten — ein Ast, seltener beide Äste auf die Dorsalseite des Rückenmarks ziehen können.

Eine besondere Stellung nehmen die intrakanalikulären Abschnitte der Aa. vertebrales ein. Ihre zum Teil erheblichen Seitendifferenzen und Kaliberschwankungen von

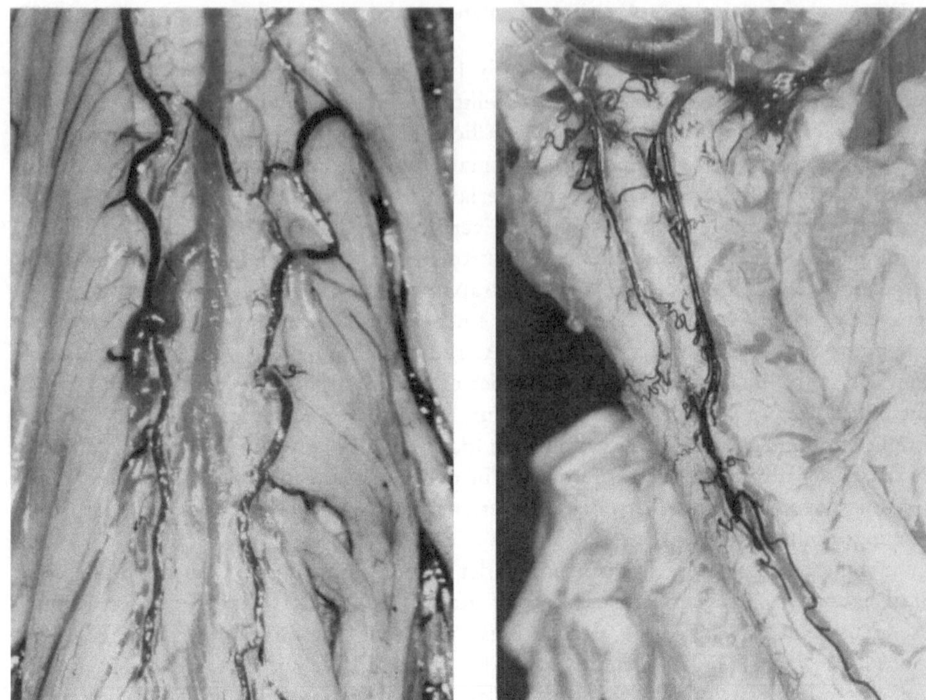

Abb. 12 Abb. 13

Abb. 12. „Aa. spinales posteriores“. Von rechts tritt eine A. radicularis posterior heran
Abb. 13. Aa. vertebrales und Rami descendentes. Siehe Text und folgende Abbildungen

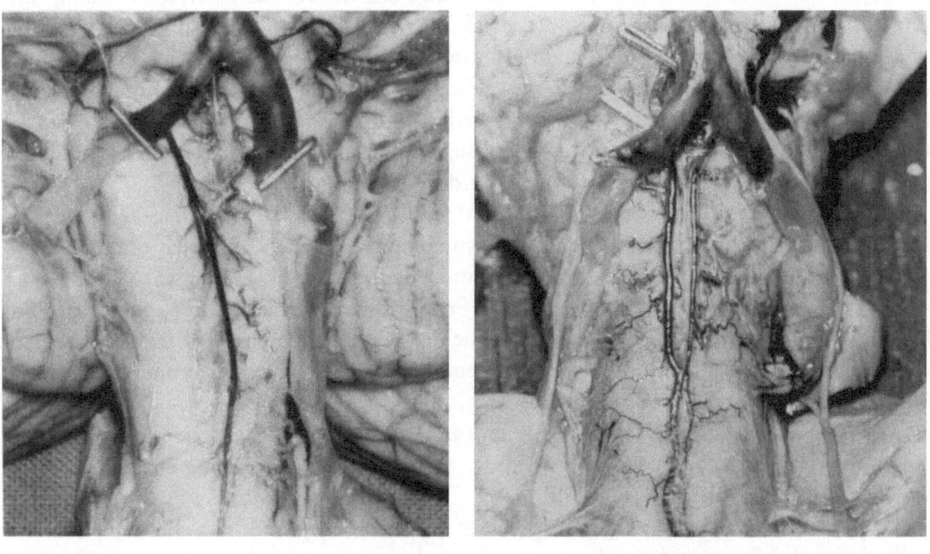

Abb. 14 Abb. 15

Abb. 14. Abgang eines kleinen, aber wohlgestalteten Ramus descendens aus der rechten A. vertebralis (linke Bildhälfte). Linker Ramus rudimentär
Abb. 15. Beide Rami descendentes ausgebildet. Konfluieren etwa in Höhe C1

Individuum zu Individuum sind bekannt (s. Abb. 13—15). Kurz vor ihrem Zusammenfluß zur A. basilaris — der Abstand von der Eintrittsstelle beträgt 0,5 bis 2 cm — entspringen in der Regel beiderseits die meist als Rami spinales oder schon als Aa. spinales anteriores bezeichneten Äste, welche häufig weiter caudal konfluieren. Betrachtet man die Aufzweigungsstellen ohne Berücksichtigung der Größenverhältnisse, so ergeben sich deutliche formale Übereinstimmungen mit den übrigen Wurzelarterien. Auf der Abb. 13 könnte man fast von einer inversen Form der A. radicularis magna sprechen, bei der diesmal der Ramus ascendens sein Kaliber beibehält, während der Ramus descendens nur als kleines Ästchen nach caudal zur Mittellinie zieht. Als Zeichen dafür, daß der begrifflichen Abgrenzung des Rückenmarks vom Gehirn keine anatomische Grenze entspricht, gehen vom sogenannten Ramus spinalis Äste auch zur Medulla oblongata ab; die Abbildungen zeigen dies deutlich. Außerdem weist CLARA darauf hin, daß auch die A. basilaris — der A. spinalis im Cervicalbereich entsprechend — Inselbildungen oder doch zumindest Septierungen aufweisen kann.

In denjenigen Fällen, in denen sogenannte Rami spinales posteriores vorliegen — ob sie nun direkt aus der A. vertebralis oder aus der A. cerebelli inferior posterior hervorgehen —, lassen sich ebenfalls Vergleiche mit anderen Hinterwurzelarterien anstellen.

Es erscheint unnötig, die Parallelen noch weiter zu verfolgen; vom Grundprinzip ergibt sich kein Unterschied zu den Rami spinales, den Aa. nervomedullares und den Aa. radiculares der anderen Rückenmarksregionen, nur daß andere Versorgungsverhältnisse andere Dimensionen bewirkt haben. Aus der Sicht der spinalen Vascularisation dürfte es sich deshalb empfehlen, die von den intrakanalikulären Abschnitten der Aa. vertebrales abgehenden Äste ebenfalls als Rami descendentes zu bezeichnen und sie in die Reihe der anderen Wurzelgefäßäste unterschiedlos aufzunehmen!

c) Die sogenannten Arteriae spinales

An keinem einzigen Präparat des besprochenen Kollektivs hat sich an der ventralen, lateralen oder dorsalen Fläche des Rückenmarks eine von cranial nach caudal durchgehende Arterie, welche diesen Namen nach allgemeingültigen Kriterien verdiente, oder auch nur ein homogenes Gefäßrohr mit eindeutiger Verlaufsrichtung gefunden. Die genauere Untersuchung der traditionsgemäß als „A. spinalis anterior“ und „Aa. spinales posterolaterales“ bezeichneten arteriellen Längsketten führt zu den folgenden Resultaten:

α) „A. spinalis anterior“

Bereits die obersten Zuflüsse des ventralen Versorgungssystems weisen ganz erhebliche Variationen auf.

Von den 50 Präparaten zeigen nur 15, das heißt 30%, eine annähernd gleiche Ausprägung der beiden aus den Vertebralarterien stammenden Rami descendentes, 28 (= 56%) eine erhebliche Seitendifferenz und 7 (= 14%) eine mehr oder weniger rudimentäre Form des einen Astes, der sich dann in Sulcusarterien oder perforierenden Ästen verliert (s. Abb. 14). Auch bei regulärem Abgang von zwei Ästen setzen sich nicht immer beide nach caudal fort. Bei 9 Präparaten (= 18%) verzweigt sich jeweils ein Ramus nach einem Verlauf von 2 bis 3 cm auf der Ventralfläche in perimedulläre Gefäßchen und Sulcusarterien, ohne Anschluß an den anderen Ast zu finden. Bei einem weiteren Präparat gewinnen zwar beide Äste Anschluß an tiefer gelegene

Wurzelarterien, aber getrennt; beide treffen sich mit den Rami ascendentes kleinerer, doppelseitig an das Segment C_2 herantretenden Aa. radiculares anteriores (s. Abb. 11 A1).

Fall Nr. 47 des Kollektivs ist besonders interessant. Nachdem sich bereits der rechte Ramus descendens arteriae vertebralis in Höhe von C_1/C_2 erschöpft hat, endet in C_3 auch der linksseitige Ast, der sich zwischen C_2 und C_3 schon in die Mittellinie begeben hat, in einer kräftigen Sulcusarterie; oberflächlich laufen nur zwei feine, stark geschlängelte und gekurvte Ästchen im Rahmen und der Größenordnung des perimedullären Netzwerkes weiter (s. a. spätere Füllungsversuche). Wie für die posterioren Längsketten allgemein üblich, muß unseres Erachtens auch dieser Befund als Diskontinuität einer echten Anastomosenkette gelten.

Die Konfluenz der Rami descendentes der übrigen Präparate kann bereits 1 cm unterhalb ihres Abganges erfolgen, findet sich aber viel häufiger erst nach 2 bis 3 cm langem parallelen Verlauf etwa in Höhe C_1/C_2 (s. Abb. 15).

Auch der tiefere Cervicalbereich zeichnet sich durch einen besonderen Formenreichtum der ventralen Längsanastomose aus (s. Abb. 11A: schematische Darstellung der Fälle 38, 39, 36, 43 und eines Frühgeborenen-Präparates). Es finden sich Doppelläufigkeiten über ein, zwei, aber auch mehrere Segmente (s. Abb. 17 u. 18), „Pseudoinseln" (hervorgerufen durch die gegensinnige Einmündung zweier Wurzelarterien im gleichen Segment, s. Abb. 17), echte „Inselbildungen" als kurze Doppelläufigkeit ohne Gefäßzutritt, aber auch eine ganz ungewöhnliche Verlaufsform, welche bisher nicht beschrieben wurde.

Fall Nr. 46: Ein von rechts kommendes Wurzelgefäß zweigt sich in einen stärkeren Ramus ascendens und einen schwächeren descendens auf. Vom Ramus ascendens geht nach einigen Millimetern ein relativ kräftiger Zweig über die Mittellinie nach links, um dort mit einigen Bogenbildungen nach abwärts zu verlaufen. Der Anfangsteil des linksseitigen Verlaufs wird offensichtlich von der ehemaligen Aufteilungsstelle eines viel schwächeren linksseitigen Wurzelgefäßchens in gleicher Höhe gebildet. An seiner jetzigen Einmündungsform ist zu erkennen, daß es sich offensichtlich der neuen Strömungsrichtung angepaßt hat (Abb. 17).

Alle diese Verlaufsformen müssen als Resultat der Umwandlung einer anfänglichen Doppelanlage aufgefaßt werden. Sie finden sich in knapp 60% unseres Materials. Nur 40% entsprechen mit kompletter Einläufigkeit den tieferen Abschnitten, wobei allerdings häufiger als dort ein stärkerer Ramus ascendens vorkommt. Bei einer Reihe von Fällen treten in mehreren aufeinanderfolgenden Segmenten kleine Zuflüsse heran, welche dann durch die Folge ihrer Aufzweigungsstellen eine zickzackartige Form der Längsanastomose bewirken (Abb. 11 A 5). Das Kaliber der Gefäße weist regelmäßig eine mit der Entfernung von der Wurzelarterie zunehmende Verjüngung auf. Schon auf den hier oft kurzen Verlaufsstrecken läßt sich meist zwischen zwei Zuflüssen eine Stelle geringsten Kalibers nachweisen. Die Stärke der einzelnen Gefäßabschnitte schwankt erheblich (s. Messungen).

Im Thoracalbereich ist der Verlauf der Anastomosenkette gegenüber dem Cervicalbereich monoton. Im vorliegenden Material findet sich nur eine Besonderheit:

Fall Nr. 21. Kleineres Wurzelgefäß bei D_5 links. An der ersten Teilungsstelle geht ein kleiner Ramus descendens ab, welcher jedoch nicht — wie anfangs vermutet — in eine Inselbildung übergeht, sondern sich in der Abgabe von Sulcusarterien erschöpft. Erst nach weiterem Anstieg teilt sich das Gefäß endgültig, um sich in zwei annähernd gleiche Äste zu gabeln. Der Ramus descendens gibt dann einen auffallend starken Querast an die Vasacorona ab und verläuft mit nur noch geringem Kaliber nach caudal, wo er bald auf den Ramus ascendens der A. radicularis magna (D_{10}) trifft (Abb. 16).

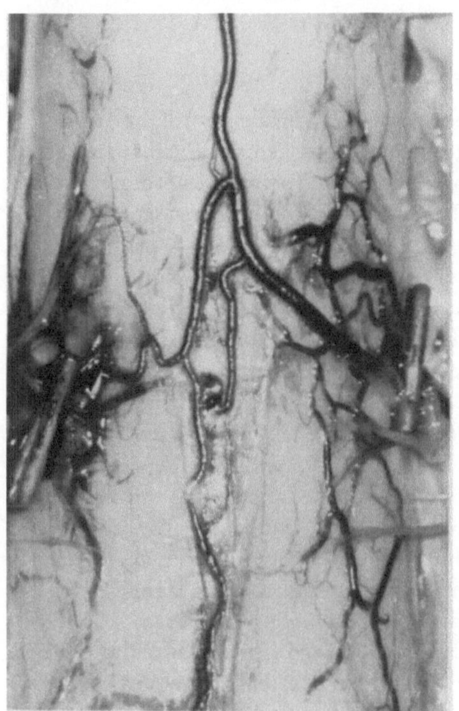

Abb. 16

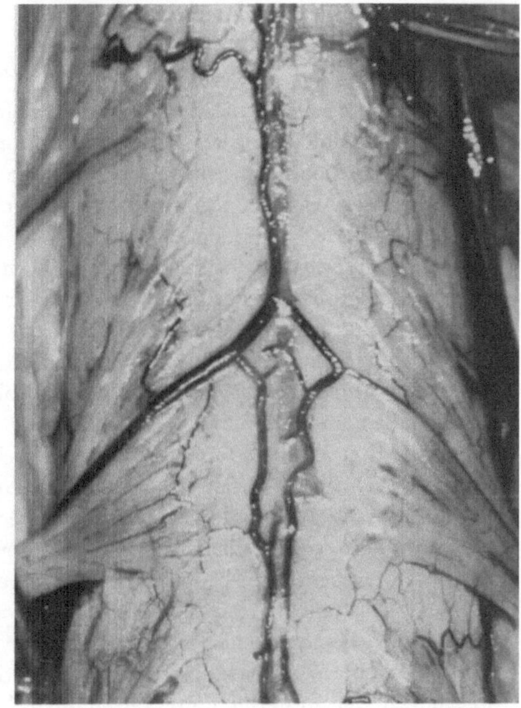

Abb. 17

Abb. 16. Ungewöhnlicher Aufzweigungsmodus einer thorakalen Vorderwurzelarterie. Keine Inselbildung (s. Text)

Abb. 17. Cervicalregion. Wurzelarterie mit stärkerem Ramus ascendens, welcher dann partiell einen ungewöhnlichen Verlauf nimmt (s. Text). Zu beachten ist die allmähliche Verjüngung der Gefäße nach cranial und caudal

Im übrigen verlaufen die relativ langen Rami ascendentes et descendentes recht geradlinig in der Mittellinie. Auch hier erkennt man ihre zunehmende Verjüngung mit Zunahme des Abstandes von der Wurzelarterie, wodurch jeweils zwischen zwei Zuflüssen eine sogenannte „engste Stelle“ als Treffpunkt eines absteigenden mit einem aufsteigenden Ast entsteht. Die Rami ascendentes et descendentes besitzen oft ein recht unterschiedliches Kaliber (s. Abb. 21).

Die untere Hälfte des Rückenmarks wird von dem Ramus descendens der A. radicularis magna beherrscht, welcher immer die Strecke mit dem größten Kaliber innerhalb der ventralen Längsanastomosenkette darstellt. Da bei tiefem Zutritt der Adamkiewiczschen Arterie oft ein weiterer, größerer Zufluß im unteren Thoracalabschnitt vorliegt, finden sich zwei unterschiedliche Aufzweigungsformen: bei hoher Position ein dünner Ramus ascendens und ein besonders starker Ramus descendens, welcher in diesem Falle die gesamte Intumescenz versorgen muß; bei tiefer Position etwas ausgeglichenere Verhältnisse, wobei dann zwischen den beiden größeren Zuflüssen eine sogenannte „engste Stelle“ oft nicht auszumachen ist. Die sogenannte Crux vasculosa findet sich an allen Präparaten; ihre Rami cruciantes laufen meist zwischen den Wurzeln S_3 und S_5 zu den hinteren Längsketten.

β) „Aa. spinales posterolaterales“

Die hinteren Längsanastomosenketten unterscheiden sich von den vorderen hauptsächlich durch ihr geringeres Kaliber und ihre geringere Homogenität. Sieht man von den oberen Halsmarkabschnitten ab, so ist die sogenannte „A. spinalis posterolateralis“ mit ihrem Verlauf in den „Achselhöhlen“ der Hinterwurzeln die bedeutendste hintere Längsanastomose. Trotzdem findet sich nur in 11 Fällen (=22%) ein Verlauf, den man als hinreichend kontinuierlich von hoch cervical nach caudal bezeichnen kann. Seine größte Konstanz hat dieser Trakt sicher in der unteren Hälfte des Rückenmarks. Aber auch hier zeigt in gut einem Viertel der Fälle — zumindest streckenweise — der Tractus spinalis posterior, also die auf den Hintersträngen verlaufende Längskette, ein stärkeres Kaliber als die posterolaterale (Abb. 12). Durch die bereits erwähnte Tatsache, daß zumindest im thoracolumbalen Übergangsbereiche und in der oberen Cervicalregion direkt Hinterwurzelarterien in diese Längskette einmünden können (Abb. 12), ist die Bezeichnung: „sekundäre Anastomosenkette“ nicht ganz stichhaltig. Da das genannte Verhalten seitenunterschiedlich sein kann und zahlreiche größere Querverbindungen zwischen A. spinalis posterolateralis und posterior einer Seite, wie auch zwischen beiden zu beobachten sind, wird man ihre Funktion kaum trennen können und sie funktionell als posterolaterale Längssysteme zusammenfassen müssen. Beide zeigen besonders in der Thoracalregion Diskontinuitäten. Entweder fächern sie sich in das perimedulläre Netzwerk auf, oder sie bilden Kettenfragmente. Unterbrechungen der hinteren Längsketten über längere Strecken liegen in knapp einem Viertel der Fälle vor; im Cervicalbereiche finden sich meist wieder kontinuierliche Längstrakte, wobei die posteriore Kette streckenweise stärker sein kann als die mit ihr meist mehrfach kommunizierende posterolaterale.

Die anterolaterale und die laterale Spinalarterie sollten diesen Namen eigentlich verlieren. In keinem einzigen Fall unseres Materials lassen sich derartige Längsketten verfolgen. Immer handelt es sich um Äste der Vasocorona, welche hier zur Versorgung der Wurzelaustrittszone etwas stärker in der Längsachse angeordnet verlaufen. Da ihnen sicher keine nennenswerte Anastomoseneigenschaft zukommt, ist eine Sonderstellung gegenüber anderen Ästen der Corona vasorum nicht zuzubilligen (s. Abb. 25).

d) Sulcusarterien und Vasocorona

Von diesen Gefäßbereichen finden im Rahmen unserer Untersuchung nur die größeren Äste Beachtung.

Besondere Schwierigkeiten für die Beurteilung der Sulcusarterien ergeben sich aus ihrem Verlauf im unübersichtlichen Bereiche der Fissura mediana spinalis anterior, zum anderen aber — und dies wurde erst während der Untersuchungen deutlich — aus ihrem Abgangsmodus aus der vorderen Längsanastomosenkette. Bedingt durch die besondere Ontogenese und durch den häufig von der Mittellinie abweichenden Verlauf der

„A. spinalis anterior" verlassen die Sulcusarterien die rückseitige Wand ihres Ursprungsgefäßes in wechselnder Richtung. Hinzu kommt, daß diese Gefäße dann von ihrer Abgangsrichtung abweichen und sogar entgegengesetzte Verlaufstendenzen zeigen können. Dadurch kommt es häufig zu Überlagerungen und Verdeckungen, welche sowohl bei der Direktbetrachtung, als auch bei der angiographischen und fotographischen Wiedergabe zu Fehlbeurteilungen führen können. Hierdurch erklären sich die genannten widersprüchlichen Angaben in der Literatur.

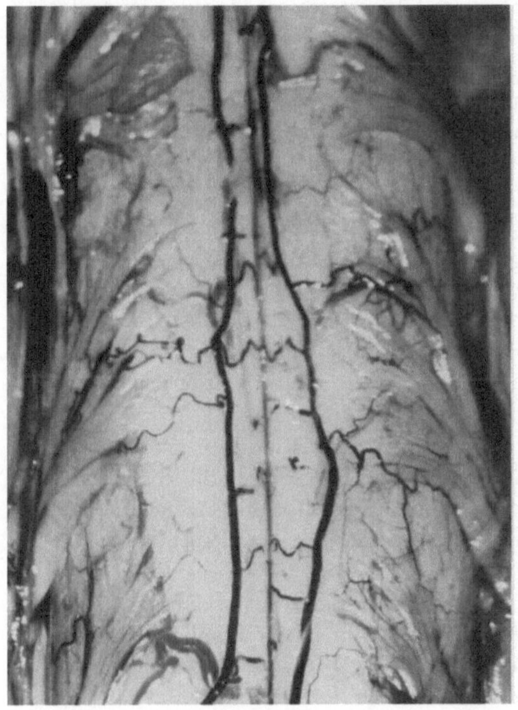

Abb. 18

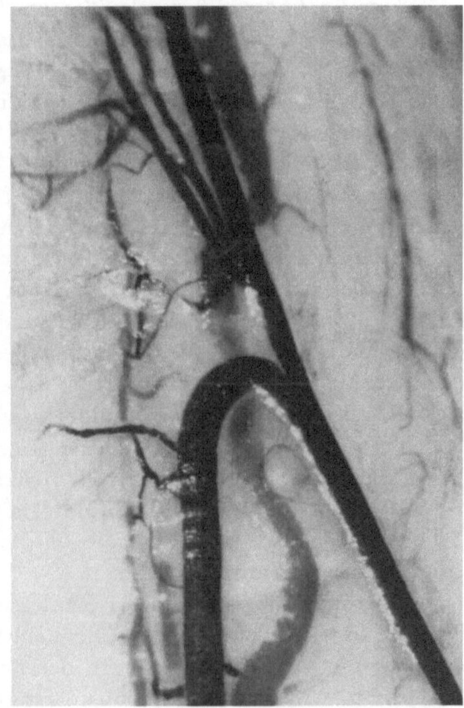

Abb. 19

Abb. 18. Doppelläufige Strecke der A. spinales anterior über mehrere Segmente. Cervicalbereich

Abb. 19. Aufteilungsstelle einer thorakalen Vorderwurzelarterie. Direkt nach der Aufzweigung gehen vom Ramus ascendens Sulcusarterien vom Typ 1 a ab

Bei den eigenen Untersuchungen wurden deshalb Gefäßausgüsse mit Plastoid angefertigt, welche zuverlässige Aufschlüsse über diese Verhältnisse geben. Außerdem wurden die speziellen Mikropräparationen nicht auf die Spaltung der Fissura anterior beschränkt, sondern auf die Isolierung der Gefäßabgänge und die Darstellung des weiteren Gefäßverlaufs ausgedehnt. Die Befunde lassen auch hier die Grundprinzipien der spinalen Vascularisation mit lokalisations- und funktionsbedingten Besonderheiten erkennen. Nach formalen Gesichtspunkten können verschiedene charakteristische Typen von Sulcusarterien unterschieden werden!

An den Rami ascendentes stellt sich regelhaft ein cranialwärts gerichteter Abgang der Sulcusarterien dar, welcher zwei Grundtypen erkennen läßt:

Typ 1 a: den langgestreckten, relativ gerade in der Anfangsrichtung fortlaufenden Abgang, welcher später meist in einen Verlauf senkrecht zur Rückenmarksoberfläche abwinkelt (s. Abb. 19, 21, 23), und

Typ 2 a: den kurvenförmigen Abgang, bei welchem sehr schnell der anfangs cranialwärts gerichtete Verlauf in einer scharfen Kurve nach caudal umbiegt, um erst nach einer zweiten scharfen Kurve wieder anzusteigen und erst dann nach links oder rechts abzuschwenken (s. Abb. 20).

Typ 1 a findet sich regelmäßig im Anfangsteil langstreckiger Rami ascendentes, also ganz überwiegend in der Thoracalregion und besonders eindrucksvoll am Ramus ascendens der A. radicularis magna. Typ 2 a überwiegt an kurzstreckigen Ästen und hat damit seine bevorzugte Lokalisation im Halsmark.

An den Rami descendentes erweckt die erste Betrachtung gelegentlich den Eindruck, die Sulcusarterien würden auch hier einen insgesamt aufsteigenden Verlauf nehmen. Dies trifft jedoch nicht zu. Mit Hilfe der genannten Methoden läßt sich regelmäßig nachweisen, daß der Abgang der Aa. sulci in caudaler Richtung erfolgt.

Allerdings selten in lang absteigender, gerader Form als **Typ 1 b** (Abb. 22). Diesen Typ haben wir in eindeutiger Form nur an insgesamt 6 Präparaten gesehen und hier immer nur an langen absteigenden Ästen im Thoracalbereich. Eine Modifikation dieses Typs findet sich häufiger am Ramus descendens der A. radicularis magna zwischen andere Abgangsformen eingestreut; dabei gehen diese Äste relativ schräg nach dorsocaudal ab, um sich dann bald aufzuzweigen (Beispiele dafür s. Abb. 24).

Bei weitem häufiger sind an den Rami descendentes die Variationen des **Typs 2 b.** Die klare inverse Form des Typs 2 a, charakterisiert durch die spiegelbildliche Umkehr ihres Verlaufs, findet sich als Grundform wiederum hauptsächlich im Halsmark. Allerdings ist der letzte Gefäßabschnitt, also der Bereich der A. sulcocommissuralis — letztlich wieder cranialwärts gerichtet.

Überhaupt überwiegt die ascendierende Grundtendenz des Sulcusarterienverlaufs in den mittleren und oberen Rückenmarksabschnitten. Nur in der Lumbalregion entspricht die Grundtendenz mehr der Senkrechten zur Oberfläche. Als Spielart des Typs 2 b verlaufen hier die Sulcusarterien oft nach kurzem, scharf caudalwärts gerichtetem Bogen mehr oder weniger geschlängelt nach dorsal, dabei häufiger auch leicht ascendierend. Eine andere häufige Variation dieses Typs ist der eindeutig cranialwärts gerichtete Verlauf nach einem einzigen kurzen und scharfen Bogen sofort am Abgang. Diese Modifikation beherrscht die aus den Rami descendentes der Thoracalregion abgehenden Sulcusarterien.

Typ 3 (nach der neueingeführten Kennzeichnung): der so oft beschriebene senkrechte Abgang der Sulcusarterien aus den Längsgefäßen findet sich im vorliegenden Material in prägnanter Ausbildung äußerst selten. In den mittleren Partien zwischen 2 Zuflüssen nähert sich der Abgang der Sulcusarterien jedoch annähernd dieser Richtung (Abb. 18).

Diese formalen Characteristica in Verbindung mit den Relationen, welche sich zum Abstand von den Wurzelarterien und zum Gefäßkaliber ergeben, weisen eindeutig auf ihre hämodynamische Bedeutung hin.

Zu den distaleren Gefäßstrecken läßt sich anführen, daß auch im eigenen Material die Sulcusarterien alternierend, jedoch nicht in strenger Reihenfolge in die

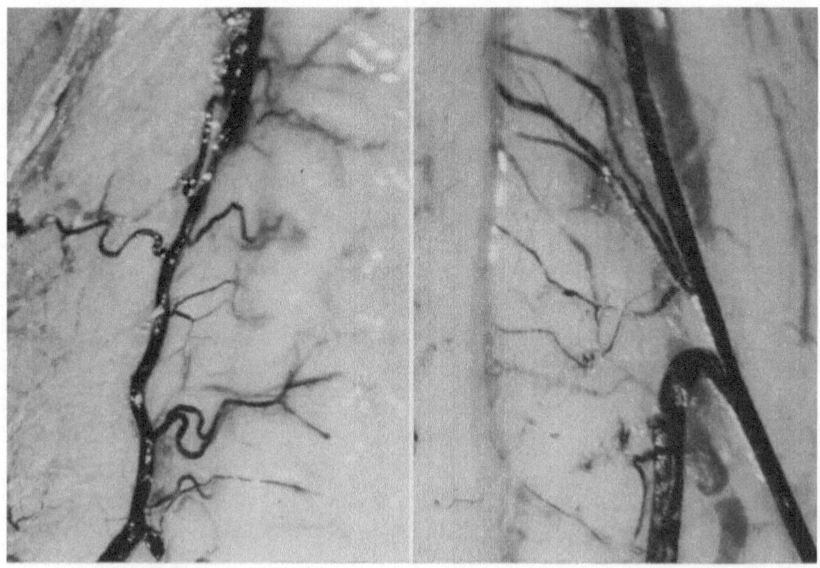

Abb. 20 Abb. 21

Abb. 20. Abgang von Sulcusarterien aus einem Ramus ascendens. Typ 2 a: Cervicalmark

Abb. 21. Abgang von Sulcusarterien aus einem Ramus ascendens. Typ 1 a: Thoracalmark

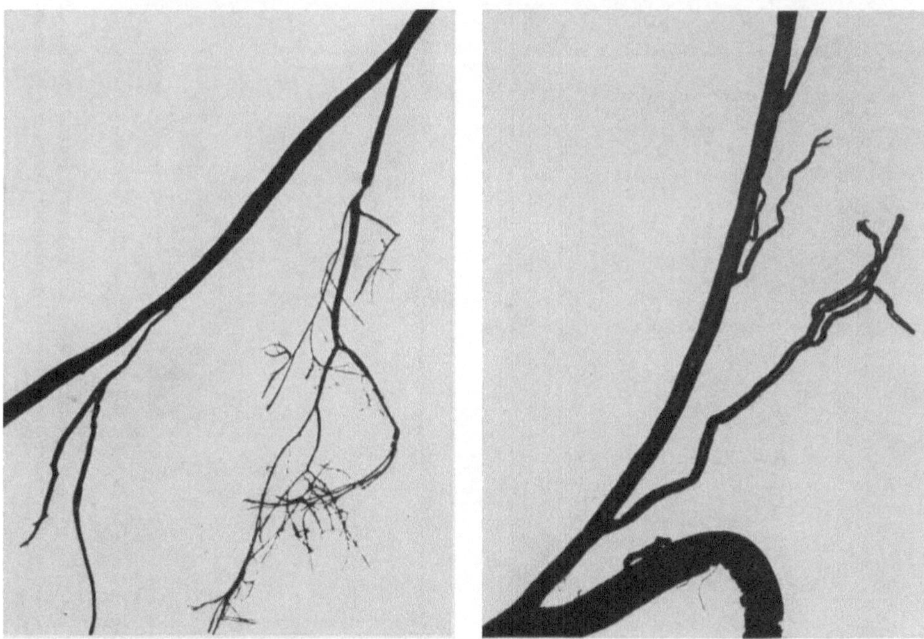

Abb. 22 Abb. 23

Abb. 22. Abgang von Sulcusarterien aus einem Ramus descendens. Typ 1 b: Thoracalmark Ausgußpräparat

Abb. 23. Abgang von Sulcusarterien aus dem Anfangsteil eines Ramus ascendens. Typ 1 a: Untere Thoracalregion. Ausgußpräparat

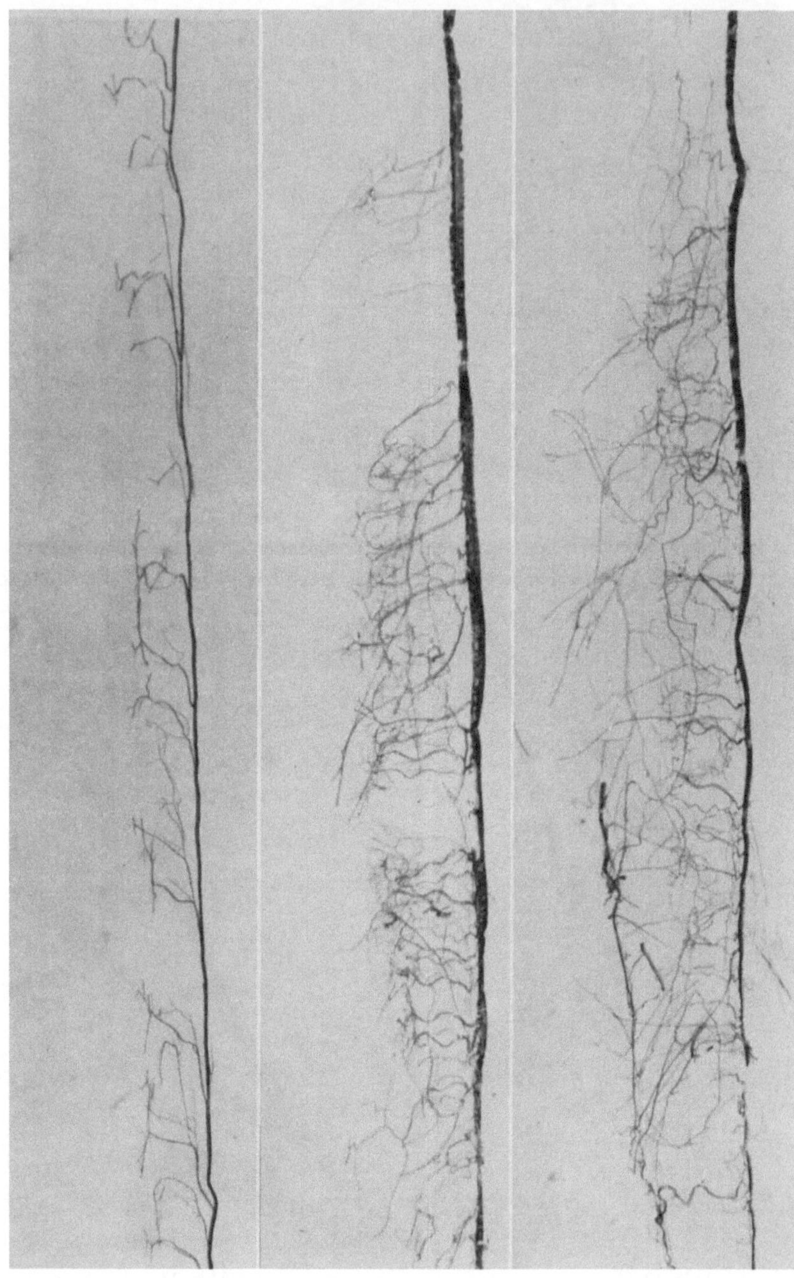

Abb. 24 a—c. Plastikausgußpräparate der „A. spinalis anterior". a) Thoracalbereich, b) Thoracolumbalbereich, c) Lumbalbereich (s. Text: Sulcusarterien)

beiden Rückenmarkshälften eintreten, daß in allen Abschnitten ein „alternierender Abgang vom gemeinsamen kurzen Stamm" (Abb. 20) vorkommen kann und daß an den Hauptteilungsstellen der Sulcocommissuralarterien — auf den Aufnahmen zu erkennen — sowohl dichotome als auch monopodische Aufzweigungen möglich sind (s. LAZORTHES im Gegensatz zu JELLINGER).

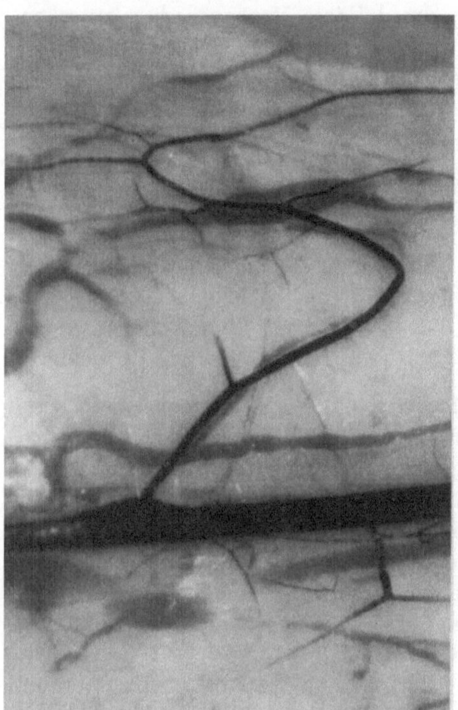

Abb. 25

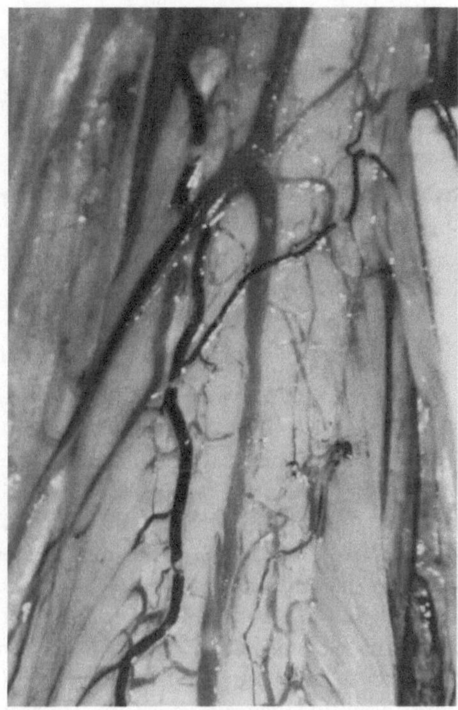

Abb. 26

Abb. 25. Teil der Vasocorona. Von der A. spinalis anterior abgehender Ramus transversus, welcher sich in eine partielle Längskette II. Ordnung auflöst

Abb. 26. Vena mediana medullae spinalis posterior in eine V. radicularis posterior übergehend

Zur „Corona vasorum" sollen hier nur noch ergänzende Angaben folgen (s. a. Anastomosenketten). Sie setzt sich zusammen aus einer Vielzahl meist kleiner Längs- und Queräste, welche vorwiegend aus den großen Längsstämmen, aber auch aus Wurzelarterien und eigenen „Artères radiculo-pie-meriennes" stammen, sich weiter verzweigen und ein unregelmäßiges Netz bilden. Viele Queräste aus der „A. spinalis anterior" erschöpfen sich ganz offensichtlich in der Versorgung ventraler Strukturen, solche aus den hinteren Längsketten an der posterioren Circumferenz. Gegenüber der Zahl dieser Queräste treten relativ selten durchgehende Anastomosen zwischen dem anterioren und dem posterioren System in Erscheinung. Der Aufzweigungsmodus dieser Äste entspricht völlig den allgemeingültigen Verästelungsformen arterieller Gefäße, dabei gleicht der Abgangsmodus aus den Längsketten dem der Sulcusarterien (z. B. Abb. 25).

e) Die Venen

Hinsichtlich der Venen des Rückenmarks wurden keine systematischen Untersuchungen durchgeführt. Die bei dem Studium der Arterien gewonnenen Überblicke bestätigen die Befunde von Clemens und Quast weitgehend. Im Gegensatz zu ihnen stellte sich im eigenen Material in weit überwiegender Zahl die Vena mediana posterior als die stärkste drainierende Längsanastomosenkette dar. Auf der Abb. 16 ist eindrucksvoll die engmaschige Anordnung des perimedullären Venengeflechtes zu erkennen; da es sich um eine Überdruckinjektion von Farbstoff handelt, geben die Gefäßdimensionen allerdings nicht den Normalzustand am Lebenden wieder. Abb. 26 zeigt den Übergang der „Vena mediana posterior" in eine große Vena radicularis posterior; wie auf dem Bild gut zu erkennen, verlaufen nur die Wurzelvenen regelmäßig über die Arterien, während sonst — von der Oberfläche her gesehen — das umgekehrte Verhalten vorliegt (s. Abb. 10). Die Venae radiculares posteriores verlaufen auf der Dorsalfläche der Hinterwurzeln, die Vv. radiculares anteriores auf der Ventralfläche der Vorderwurzel. Im übrigen kann auf die Abb. 32 und den Literaturteil der Arbeit verwiesen werden.

f) Die Vascularisation bei Frühgeborenen

Das hier ausgewertete Kollektiv von 12 Rückenmarkspräparaten stammt von lebensunfähigen Frühgeborenen und 3 enteralen Mißbildungen. In 3 Frühgeborenenfällen lag eine lumbale Myelomeningocele geringerer bis mittlerer Ausdehnung vor. Wie es Lazorthes für seine fetalen Fälle betont, findet sich auch an unseren Präparaten eine gleichmäßigere Verteilung der Wurzelarterien. Die Kaliberunterschiede sind weniger groß. Für die 3 Fälle mit Myelomeningocelenbildungen ist hervorzuheben, daß hier übereinstimmend das gesamte Lumbosacralmark frei von Zuflüssen ist, während sich bei den anderen Präparaten gerade in den caudalen Bereichen eine stärkere Vascularisation als beim Erwachsenen beobachten läßt.

Daneben fallen an 7 Präparaten besonders zahlreiche doppelläufige Abschnitte und echte Inselbildungen auf, auch im Thoracal- und Lumbalbereiche. Da in der unteren Rückenmarkshälfte immer nur ein Zufluß pro Segment vorliegt, zeigen sich im Rahmen derartiger Inselbildungen wiederholt dreiläufige Aufteilungsstellen an den Vorderwurzelarterien, ähnlich der Abb. 11 A 6; sie kommen auch an thoracalen Wurzelarterien-Aufzweigungen, sogar an der A. radicularis magna vor. Weitere Unterschiede ergeben sich nicht.

Da die genannten Besonderheiten durchaus Folgen einer Entwicklungsverzögerung in diesen speziellen Fällen darstellen können, haben wir es vorgezogen, sie nicht in das Erwachsenenkollektiv einzubeziehen. Da sie jedoch entwicklungsgeschichtlich interessant erscheinen, sollte auf die gesonderte Erwähnung nicht verzichtet werden.

2. Gefäßmessungen

Interessante Aufschlüsse haben die Messungen der Gefäßdurchmesser erbracht. An jedem Beispiel wurden zuerst die Durchmesserwerte der Aa. radiculares und der Rami ascendentes et descendentes direkt an den Bifurkationen ermittelt. Danach erfolgte die sukzessive Ausmessung der Intermediärstrecken zwischen je zwei Zuflüssen, wobei den „engsten Stellen" besondere Aufmerksamkeit gewidmet wurde. Auch eine repräsentative Zahl von freipräparierten Sulcusarterien ließ sich regelmäßig in diese Messungen einbeziehen, während an der Vasocorona nur stichprobenartige Kaliberbestimmungen durchführbar waren. Die ermittelten Werte wurden skizzenförmig (Abb. 27 gibt einige markante Beispiele wieder), später zusammenfassend ausgewertet. Aus der Tabelle 3 sind Durchschnittswerte für die verschiedenen Territorien unter Berücksichtigung der Zuflußfrequenz abzulesen.

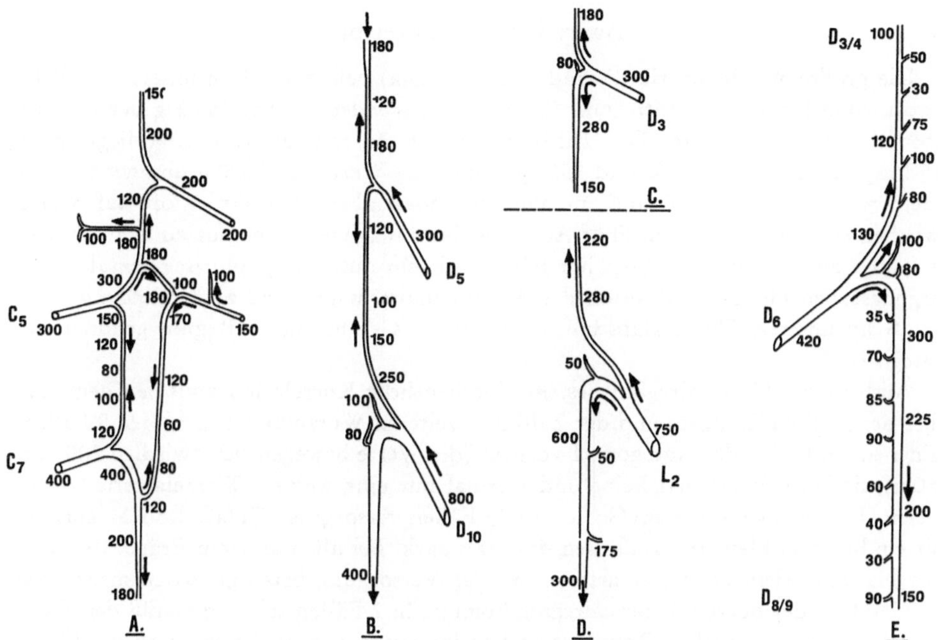

Abb. 27. Markante Beispiele für die systematische Messung der Gefäßdurchmesser (angegeben in μ)

Die Auswertung zeigt, daß nicht nur erhebliche Unterschiede im Kaliber der Zuflüsse bestehen, sondern daß eine Reihe von Vorderwurzelarterien mit ihren Durchmesserwerten in der Größenordnung stärkerer Sulcusarterien liegen, während andere ein fast zehnfach so großes Kaliber aufweisen. Derartige Unterschiede können natürlich für die Versorgung des Rückenmarks nicht bedeutungslos sein. Eine Differenzierung der Zuflüsse nach ihrem Kaliber bietet sich demnach an, wurde bisher aber nicht durchgeführt. Da durch den jeweiligen Zustand des Präparates und die Subjektivität der Grenzbestimmung Unsicherheitsfaktoren in die Messungen eingehen — erkenntlich an den differierenden Zahlenangaben verschiedener Autoren —, muß der Wert dieser Untersuchung weniger in der Festlegung absoluter Durchmesserzahlen, als vielmehr in der Aufdeckung bestimmter Relationen gesehen werden. Da jedoch durch anonyme Maßeinheiten dieses Problem nicht zu beseitigen ist, sind wir in unseren Angaben bei der Einheit „μ" geblieben.

Die Vorderwurzelarterien wurden anfangs unter den Rubriken „auffallend groß", „mittelgroß bis groß", „relativ klein" und „auffallend klein" registriert. Aus den in diese Rubriken eingefügten Zahlen ergaben sich dann Grenzwerte, welche sich mit Abrundungen auf die Grundeinheit „200 μ" beziehen ließen. Dieser Wert entspricht im eigenen Material dem Durchmesser großer Sulcusarterien und erhält dadurch eine zusätzliche Bedeutung. Um die subjektiven Bezeichnungen zu eliminieren, wurden die Gefäße danach in folgende vier Kategorien unterteilt: I = Gefäße über 600 μ, II = Gefäße von 400 bis einschl. 600 μ, III = Gefäße zwischen 200 und 400 μ mit Schwerpunkt zwischen 300 und 400 μ, IV = Gefäße um 200 μ und darunter.

a) Aa. radiculares anteriores

Die größte Wurzelarterie (A. radicularis magna) befindet sich in unserem Kollektiv ausnahmslos im 3. Territorium. Ihr Ramus descendens ist regelmäßig der stärkste Abschnitt der Längskette. Der Durchmesser der A. radicularis magna liegt meist (45 Präparate) zwischen 800 und 1500 μ, wobei die Werte um 1000 μ überwiegen. Bei einem weiteren starken Zufluß im unteren Thoracalbereich sinkt er oft auf Werte zwischen 800 und 1000 μ ab. Fünf Aa. radiculares magnae weisen nur ein Kaliber von ca. 600 μ auf. In diesen Fällen handelt es sich um ausgeprägt plurisegmentale Versorgungstypen mit tiefer Position der A. radicularis magna und zusätzlichem großen Gefäß im unteren Thoracalabschnitt. 29 weitere Gefäße dieser Region gehören zur Kategorie II.

Auch in der Cervicalregion besteht eine deutliche Korrelation zwischen dem Kaliber des größten Zuflusses und der Zahl der weiteren Wurzelarterien. In den 8 Fällen, in denen ein Gefäß der Kategorie I vorliegt (die Werte bewegen sich zwischen 700 und 850 μ), finden sich viermal keine und viermal nur eine weitere Wurzelarterie (Kategorien III oder IV) in diesem Gebiet. In 25 Fällen versorgt ein Gefäß der Kategorie II mit ein bis zwei kleineren Zuflüssen das Halsmark. Bei allen anderen Präparaten sind vier bis sechs kleinere Wurzelarterien an der Versorgung beteiligt, wozu meist noch ein Gefäß in der oberen Thoracalregion kommt. In 2 Fällen tritt ein Gefäß der Kategorie II mit einem starken Ramus ascendens im ersten Thoracalsegment an das Mark. Das Kaliber dieser Rami ascendentes mißt einmal 400 μ, das andere mal 300 μ. Diese Gefäße müssen deshalb der cervicalen Intumescenz zugerechnet werden.

In der restlichen Thoracalregion, also in den Segmenten D_2—D_7, erreicht nur an vier Präparaten eine Vorderwurzelarterie der Kategorie II das Mark. Alle anderen Gefäße verteilen sich auf die Kategorien III und IV.

b) „A. spinalis anterior" und Sulcusarterien

Aufschlußreicher noch sind die Verhältnisse an der „A. spinalis anterior". In allen Fällen findet sich eine fortschreitende Reduktion des Kalibers der in die Längskette eingeschalteten Rami ascendentes et descendentes auf ihrem Wege von der Bifurkation zur „engsten Stelle". Diese Verjüngungstendenz läßt sich jedoch nur dann ausreichend exakt erfassen, wenn das Gefäßsystem prall gefüllt ist, weil so Formunregelmäßigkeiten durch Spannungsverlust vermieden werden. Auf den Abb. 16 und 17 ist dieses Verhalten schon auf kurzer Strecke gut zu erkennen. Auf der Abb. 27 sind beispielhafte Meßergebnisse vermerkt.

Da aber jede Strecke zwischen zwei Zuflüssen von je einem sich verjüngenden Ramus ascendens et descendens der benachbarten Wurzelarterien gebildet wird, ergibt sich eine Folge von „engen Stellen", nämlich jeweils am Treffpunkt der beiden. Die

Tab. 3. *Zusammenfassung der Meßergebnisse an Vorderwurzelarterien, „Aa. spinales anteriores“ und Sulcusarterien, gegliedert nach Territorien, Zuflußfrequenz und Kaliberkategorien. Durchmesserwerte in μ.*

Zahl der Aa.radicul.ant. und Kaliber-Kategorien		1. Territorium					2. Territorium					3. Territorium					4. Territorium				
			Aa.radicul.ant.			A.spin.ant.		Aa.radicul.ant.			A.spin.ant.		Aa.radicul.ant.			A.spin.ant.		Aa.radicul.ant.			A.spin.ant.
		Fallzahl	Σ	%	durchsch. Durchm.-werte	Durchmesser-werte	Fallzahl	Σ	%	durchsch. Durchm.-werte	Durchmesser-werte	Fallzahl	Σ	%	durchsch. Durchm.-werte	Durchmesser-werte	Fallzahl	Σ	%	durchsch. Durchm.-werte	Durchmesser-werte
0	I II III IV	0	0	0	---	----	13	0	0		max. : 500 min. : 50 meist: 200	0	0	0	---	----	37	0	0	---	max. : 1000 min. : 150
1	I	11	4	36	700	max. : 600 min. : 100 meist: 300	26	0	0	---	max. : 500 min. : 60 meist: 200	14	14	100	1200	max. : 1400 min. : 300 meist: 1000	12	0	0	---	max. : 1000 min. : 150
	II		6	55	500			7	27	500			0	0	---			0	0	---	
	III		1	9	350			15	58	320			0	0	---			8	67	220	
	IV		0	0	---			4	15	200			0	0	---			4	33	180	
2	I	15	4	10	650	max. : 600 min. : 80 meist: 250	9	0	0	---	max. : 450 min. : 50 meist: 150	28	26	46	1000	max. : 1000 min. : 200 meist: 700	1	0	0	---	max. : 1000 min. : 150
	II		10	25	450			0	0	---			19	34	550			0	0	---	
	III		14	35	350			12	67	380			9	16	300			1	50	210	
	IV		12	30	200			6	33	200			2	4	180			1	50	150	
3	I	8	0	0	---	max. : 500 min. : 60 meist: 250	2	0	0	---	max. : 400 min. : 50 meist: 120	7	4	20	800	max. : 900 min. : 200 meist: 600	0	0	0	---	----
	II		7	29	500			0	0	---			14	66	500						
	III		11	46	320			3	50	300			3	14	220						
	IV		6	25	200			3	50	200			0	0	---						
4	I	9	0	0	---	max. : 400 min. : 50 meist: 200	0	0	0	---	----	1	1	25	700	max. : 700 min. : 150	0	0	0	---	----
	II		2	6	450								1	25	500						
	III		16	44	300								2	50	220						
	IV		18	50	180								0	0	---						
5	I	6	0	0	---	max. : 300 min. : 50 meist: 200	0	0	0	---	----	0	0	0	---	----	0	0	0	---	----
	II		0	0	---																
	III		12	40	300																
	IV		18	60	180																
7	I	1	0	0	---	max. : 220 min. : 50	0	0	0	---	----	0	0	0	---	----	0	0	0	---	----
	II		0	0	---																
	III		3	40	250																
	IV		4	60																	
Aa. sulci		max:300; min:60; meist: 100					max.: 200; min.:<50; meist: 80					max: 250; min.:<50; meist: 100					max.: 200; min.:<50; meist: 100				

Durchmesserunterschiede zwischen dem Kaliber an der Teilungsstelle und dem am „Engpaß“ können schon bioptisch eindrucksvoll sein (z. B. bei einem Abfall von 450 μ auf 100 μ), sie können aber auch gelegentlich dem bloßen Betrachten entgehen und nur durch die Messung zu eruieren sein, wie in der Thorakolumbalregion bei zwei eng benachbarten größeren Zuflüssen. Besonders eindrucksvoll sind Abschnitte mit Pseudoinseln, wo einander gegenüberliegende Teilungsstellen diesen Effekt potenzieren, und Strecken, in welche kleine Wurzelarterien mit ihrer Aufzweigung eingeschaltet sind und hier das Kaliber der Anastomose bestimmen. An derartigen Abschnitten werden die hämodynamischen Grundlagen der geschilderten formalen Besonderheiten evident. Hier zeigt sich nämlich besonders eindrucksvoll, daß die Lokalisation der sogenannten „engsten Stelle" von der Ausbildung der aufeinander folgenden Äste bestimmt wird. Je kleiner der beteiligte Ramus ascendens oder descendens eines Zuflusses ist, desto näher rückt die „engste Stelle" an ihn heran; oder besser: die Verlagerung der „engsten Stelle" zwischen zwei Zuflüssen erfolgt immer in Richtung auf den schwächeren Schenkel. Sie kann im zuflußarmen 2. Territorium durchaus zwei Segmente betragen.

Die Inhomogenität der ventralen Längsanastomose läßt sich mit diesen Zahlenangaben besonders anschaulich nachweisen. Die Meßergebnisse stellen einen weiteren objektiven Beleg dafür dar, daß die „A. spinalis anterior" eine organspezifische Aneinanderreihung aufsteigender und absteigender Schenkel seitlicher Zuflüsse darstellt. Der Formulierung, die „A. spinalis anterior" sei ein von cranial nach caudal durchgängiges einheitliches Gefäßrohr, muß also schon deshalb widersprochen werden, weil sie den differenzierten tatsächlichen Verhältnissen nicht gerecht wird und in unnötiger Weise falschen funktionellen Vorstellungen Vorschub leistet.

Wirkliche Engpässe mit Kaliberwerten unter 100 μ finden sich im oberen Cervicalbereich und in den oberen zwei Dritteln der Thorakalregion; cervical in rund 20%, thorakal in annähernd 15% der Fälle. In der Cervicalregion ließ sich in einem Falle sogar die Unterbrechung einer geordneten Gefäßstrecke auf kurzer Distanz feststellen; hier waren nur winzige, sich schlängelnde und Schleifen bildende Gefäßchen in der Größenordnung feiner Ästchen der Vasocorona vorhanden.

Das Kaliber der Sulcusarterien schwankt in ihren Anfangsteilen zwischen 50 und 200 μ. Ihr Durchmesser ist im Bereiche des 2. Territoriums durchschnittlich am kleinsten (meist um oder unter 100 μ) bei geringerer Dichte (zwei bis drei Ästchen pro Zentimeter). In der lumbalen Intumescenz findet sich eine Häufung der Werte zwischen 100 und 150 μ bei großer Gefäßdichte (durchschnittlich neun Gefäßchen pro Zentimeter). Die Cervicalregion zeigt die größten Kaliber; ein Durchmesser von 200 μ ist in den freigelegten Teilen der cervicalen Intumescenz in gut 10% der Fälle anzutreffen; ein gemeinsamer Anfangsteil von 2 Sulcusarterien kann gelegentlich auch den Wert von 300 μ erreichen. In der Intumescenz kommen bis zu acht Gefäßchen pro Zentimeter vor.

c) Aa. radiculares posteriores und Vasocorona

An den Aa. radiculares posteriores und den hinteren Längsketten lassen sich grundsätzlich die gleichen Beobachtungen machen. Hier gibt sich der Anastomosencharakter der Längstraktbildungen sogar noch deutlich durch häufige Unterbrechungen der Kontinuität zu erkennen. Die Messungen an den Hinterwurzelgefäßen erbringen Werte zwischen 150 und 600 μ, für die Aa. spinales posterolaterales et posteriores Werte von unter 50 μ bis maximal 500 μ. Die besonders hohen Werte finden sich vorwiegend im Lumbalmark (zum Teil kombiniert mit auffallend starken Rami cruciantes), jedoch sind auch am Halsmark Hinterwurzelarterien mit einem Kaliber von 500 μ zu registrieren.

Die Äste der Vasocorona unterschreiten teilweise unseren Meßbereich, können aber auch einen Durchmesser von 100 bis 200 μ erreichen, besonders an der Crux vasculosa und einer relativ konstanten größeren anteroposterioren Anastomose im Lumbosacralbereich. Die nach distal gerichtete Verjüngungstendenz ist jedoch auch hier in allen Fällen evident (s. z. B. Abb. 25).

Die Verteilung der Vorderwurzelarterien nach den hier bestimmten Kategorien über die einzelnen Rückenmarkssegmente findet sich in Tab. 2 angegeben, in Abb. 5 graphisch dargestellt. Die genauere Lokalisation der funktionellen Engpässe der A. spinalis anterior wird im nächsten Abschnitt besprochen.

3. Durchströmungsversuche am ventralen Versorgungssystem

An 38 Präparaten konnten Durchströmungsexperimente vorgenommen werden. Diese Versuche zerfallen in 2 Reihen.

In der Versuchsreihe 1 wurde bioptisch und auflichtmikroskopisch das Verhalten unterschiedlich gefärbter Flüssigkeitssäulen in der „A. spinalis anterior" bei simultanem Zufluß über mehrere Wurzelgefäße beobachtet. Es wurde angestrebt, mindestens in drei benachbarte Arterien Katheter einzulegen. In einem Falle gelang es, ein nur 150 μ großes Wurzelgefäß dadurch an das Kathetersystem anzuschließen, daß ein Ramus spinalis extradural aufgefunden, katheterisiert und auf diesem Wege auch die kleine Arterie durchströmt werden konnte. In der Regel mußten jedoch sehr kleine Gefäße geklippt werden.

a) Durchströmung oberflächlicher Gefäße mit Farbstofflösungen

Läßt man über benachbarte Vorderwurzelarterien Flüssigkeiten unter gleichem Druck in die vordere Längsanastomosenkette einfließen, so treffen sie ausnahmslos im Bereiche der sogenannten „engsten Stellen" der A. spinalis anterior zusammen. Dieses Aufeinandertreffen führt jedoch nicht zu einem Strömungsstillstand. Die Flüssigkeiten passieren weiter und ohne faßbare Änderung der Einlaufgeschwindigkeit das arterielle Gefäßsystem und fließen dann aus den Venen der ventralen, aber auch der dorsalen Rückenmarksoberfläche wieder ab. Diese Beobachtung läßt sich gleichermaßen in den Territorien 1—3 machen. Im 4. Territorium, also in den Segmenten L_4 bis S_5 bzw. Co., gelingt es nur an 2 Präparaten, eines der kleinen Gefäße zu katheterisieren. In einem Falle läuft die Wurzelarterie in einige Sulcusarterien und Äste der Vasocorona aus, ohne Anschluß an die Längsanastomose zu gewinnen; im anderen Falle versackt die Farbstofflösung in dem großen Ramus descendens der übergeordneten A. radicularis magna, ohne als zusammenhängende Farbsäule erkennbar zu bleiben.

In der Abb. 28 findet sich die Lokalisation der „Treffpunkte" an allen symbolhaft dargestellten Präparaten, welche eine einwandfreie Beurteilung — auch bei den serienangiographischen Untersuchungen — zulassen, durch kleine schwarze Punkte markiert. Daneben sind auch diejenigen Stellen, welche sich bei einfacher Halbierung der Zuflußdistanz ergeben, als kleine Kreise angedeutet. Es zeigt sich wieder, daß die Grenzen der Durchströmungsbereiche meist nicht mit diesen spekulativen Grenzen (s. Literatur) zusammenfallen, sondern von den anatomischen Gegebenheiten bestimmt werden (s. voranstehende Meßergebnisse).

Bemerkenswert sind auch die Befunde, welche sich bei langsam wachsendem Infusionsdruck ergeben. Hebt man die Infusionsbehälter allmählich an, so strömen die Farbstofflösungen — den physikalischen Gesetzen gehorchend — anfangs nur in den größeren Ast der Wurzelarteriengabelung ein. Bei weiterer Erhöhung des Druckes füllt sich in zunehmendem Maße auch der engere Schenkel. Erst wenn der vom Gefäßkaliber abhängige Erfordernisdruck erreicht wird, dehnt sich diese Flüssigkeitssäule bis zu der für sie zuständigen „engsten Stelle“ aus, um hier auf die ihr entgegenkommende Säule der Nachbararterie zu treffen. Ein solches Verhalten läßt sich besonders gut an langen dünnen Intermediärstrecken beobachten, also meist im mittleren Thoracalbereich.

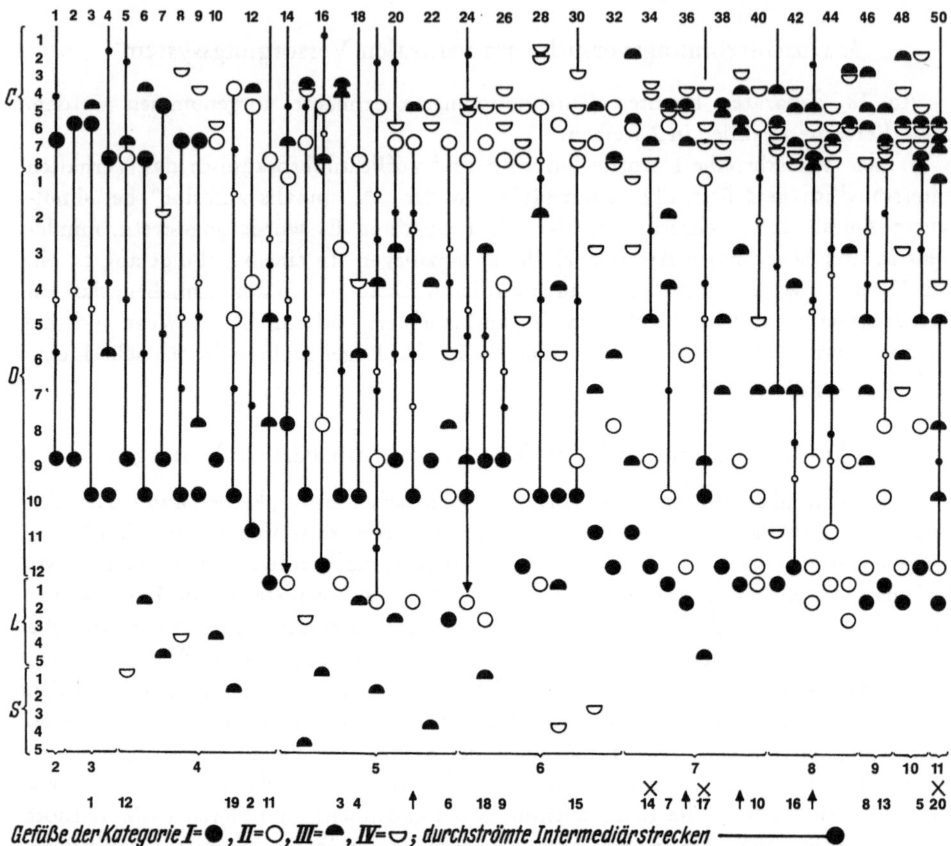

Abb. 28. Graphische Wiedergabe der ventralen Zuflüsse aller Präparate des Erwachsenenalters. Eingezeichnet sind die Grenzpunkte bzw. „engsten Stellen“, welche bei den Durchströmungsversuchen ermittelt wurden (s. Text)

Erzeugt man durch unterschiedlich hohe Lagerung der Infusionsfläschchen differente Druckverhältnisse in benachbarten Wurzelarterien, so verschiebt sich der Treffpunkt der Flüssigkeitssäulen in der „A. spinalis anterior“ in Richtung auf das Gefäß, in welchem der geringere Druck herrscht. Bei ausreichender Anastomoseneigenschaft der Längskette und größerer Druckdifferenz kann die druckbenachteiligte Flüssigkeitssäule in ihre Wurzelarterie zurückgedrängt werden, während die druckbegünstigte Säule über die Gefäßgabel hinaus in die benachbarte Intermediärstrecke einfließt.

Nicht ohne Grund wird auf eine ausreichende Anastomoseneigenschaft hingewiesen. Bei Präparaten nämlich, welche sehr enge Zwischenschaltungen aufweisen — meist die Bifurkation eines sehr kleinen Zuflusses, gelegentlich aber auch eine ungünstige Inselbildung —, ergibt sich ein abweichendes Verhalten. Hierauf wird noch im Rahmen der folgenden serienangiographischen Untersuchungen eingegangen werden. Bedeutungsvoll für klinische Belange ist jedoch die Feststellung, daß sich paucisegmental, aber von großen Gefäßen versorgte Präparate in der Regel gut durchströmen lassen, während gerade plurisegmental versorgte mit vielen engen Gefäßabschnitten erhebliche Hindernisse bieten. Schaltet man im letztgenannten Falle eine Reihe von Zuflüssen aus, so erfolgt der Übertritt der Flüssigkeitssäule oft nur unter starkem Druck und auch dann nur verzögert und inkomplett. Nur bei 20 von 38 ausgewerteten Rückenmarkspräparaten gelingt es, von einem einzigen Wurzelgefäß aus die ganze „A. spinalis anterior" aufzufüllen. Bei den restlichen 18 Präparaten rupturieren eher die zuflußnahen Gefäße, als daß eine komplette Füllung angrenzender Areale zu erreichen wäre. Ein besonders krasses Beispiel ist Fall 38: Wie schon erwähnt, löst sich hier die A. spinalis anterior in Höhe C_2 als wohlgeordnetes Gefäßrohr auf; es finden sich nur vasocoronaartige Zwischenstücke mit Schlaufenbildungen etc. Hier gelingt weder in caudaler noch in umgekehrter Richtung eine ausreichende Mitfüllung des benachbarten Längsgefäßes. Auch bei simultaner Infusion über die A. basilaris und das größere Wurzelgefäß C_5 treffen die Flüssigkeitssäulen im Bereiche der insuffizienten Zwischenstrecke erst zusammen, nachdem bereits zahlreiche Querverbindungen der Vasocorona mit den Farbstofflösungen gefüllt sind.

b) Durchströmungsversuche mit Röntgenkontrastmitteln, zum Teil unter serienangiographischen Bedingungen

In der zweiten Versuchsreihe wurden Untersuchungen mit Röntgenkontrastmitteln durchgeführt, um nach Möglichkeit auch Aufschlüsse über die intramedulläre Füllungssituation zu erhalten. Meist wurde dabei die serienangiographische Methode angewandt. Bei den kurzen Belichtungszeiten im Rahmen der erforderlichen schnellen Aufnahmeserien kann natürlich nicht die Darstellung einzelner kleiner Gefäße, sondern nur eine „Anfärbung" des durchströmten Abschnittes erwartet werden.

Läßt man Kontrastmittel unter langsam wachsendem Druck in benachbarte Wurzelarterien einfließen, so bestätigen sich die mit der Farbstoffmethode erzielten Resultate auch für den intramedullären Bereich. Die Abb. 29 zeigt, daß bei niedrigem Druck nur eine inkomplette Durchströmung der A. spinalis anterior von zwei benachbarten Wurzelarterien her erfolgt; auch hier füllen sich

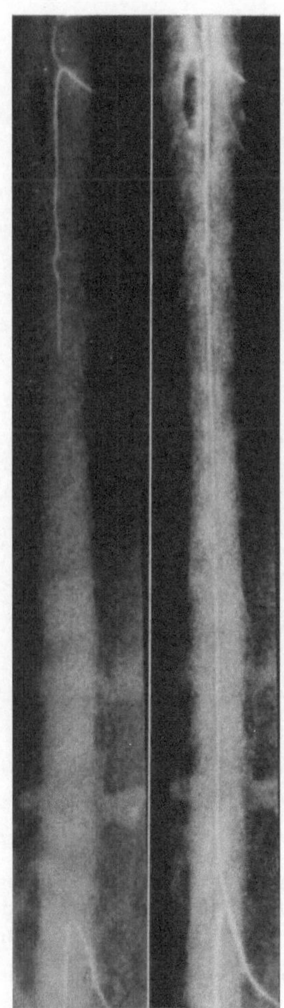

Abb. 29. Simultane Kontrastmittelinfusion in benachbarte Vorderwurzelarterien. Infusionsdruck bei a: 10 mm Hg, bei b: 80 mm Hg

zuerst die kaliberstärkeren Rami descendentes. Der intramedulläre Bereich bleibt in dieser Phase „leer". Erst bei der Erhöhung des Infusionsdruckes auf ca. 80 mm Hg stellt sich die Längsanastomose komplett gefüllt dar bei zunehmender Anfärbung auch des inneren Bereiches.

Die serienangiographischen Untersuchungsbefunde lassen erkennen, daß aus der gleichzeitigen Füllung von benachbarten Wurzelarterien keinerlei Behinderungen des Kontrastmitteldurchflusses resultieren. Es kommt weder zu Aufstauungen an den „Treffpunkten" oder „Grenzflächen", noch zu Verzögerungen in der Passage. Die Präparate färben sich bis zu einem Maximum an, um sich dann trotz anhaltender Durchströmung nicht weiter zu verändern (Abb. 29). Die anschließende Spülung mit physiologischer Kochsalzlösung hat eine gleichförmige Entleerung des Kontrastmittels zur Folge, ohne daß Rückstände an den Grenzflächen zu beobachten wären.

Besonders aufschlußreich sind serienangiographische Beobachtungen des Kontrastmitteldurchflusses bei Aussparung zwischengeschalteter Zuflüsse. Hier zeigt sich die Überlegenheit der röntgenologischen gegenüber der bioptischen Untersuchung. Durch-

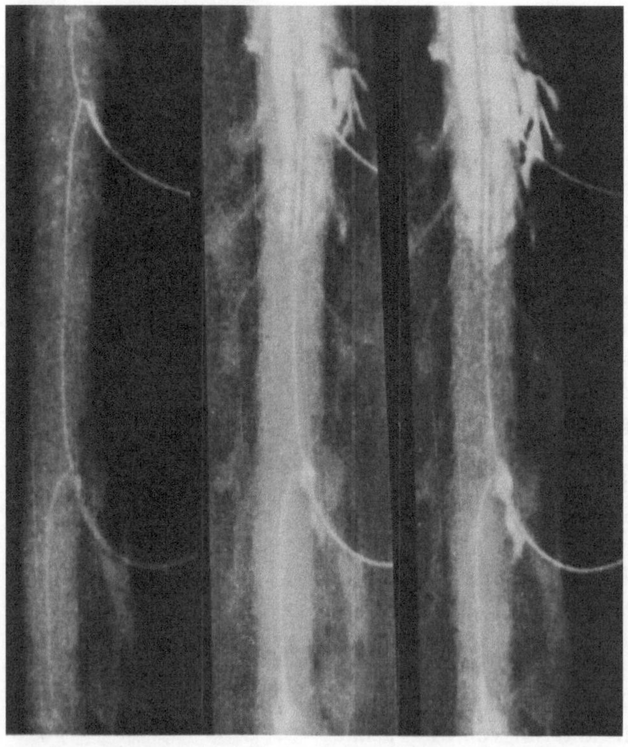

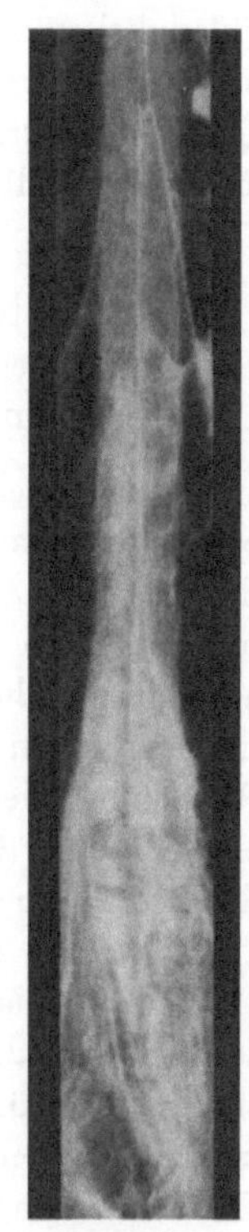

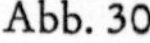

Abb. 30

Abb. 31

Abb. 30. Kontrastmittelinfusion in die obere Vorderwurzelarterie; zunehmende „Parenchymanfärbung" im entsprechenden Versorgungsgebiet. Keine Anfärbung im Bereiche der unteren Wurzelarterie; hier nur Durchströmung der Hauptäste

Abb. 31. Kontrastmittelinfusion in den Versorgungsbereich der A. radicularis magna anterior (s. Text)

strömungsbehinderungen gröberer Art lassen sich zwar auch am perimedullären Gefäßsystem beobachten. Ein Farbstoffübertritt von einer Wurzelarterienprovinz in die benachbarte bedeutet jedoch noch nicht, daß auch eine ausreichende Versorgung im Innern vorliegt. Dies zeigt besonders deutlich die Abb. 30. Hier fließt das Kontrastmittel über die obere Wurzelarterie ein, während der untere Katheter abgestöpselt bleibt. Wie bei den Farbstoffuntersuchungen an größeren Gefäßen breitet sich auch hier das Kontrastmittel im gesamten Verlaufe der Anastomosenkette aus. Die „Parenchymanfärbung" stellt sich jedoch nur im eigentlichen Versorgungsbereich der Zuflußarterie und hier in schnell zunehmendem Maße ein, während der Nachbarbereich leer bleibt. Mit zunehmendem Injektionsdruck können vielleicht noch angrenzende Bezirke mit durchflossen werden, das zentrale Areal des ausgefallenen Gefäßes wird jedoch nicht erreicht.

Über sehr große Wurzelarterien gelingen natürlich grundsätzlich bessere und weiter reichende Füllungen als über kleine Zuflüsse. Bestes Beispiel hierfür ist der erwähnte Fall (Präparat 7), in dem über einen Ramus spinalis eine sehr kleine A. radicularis anterior in Höhe D_2 gefüllt werden konnte. Ihr Versorgungsbereich läßt sich zwar komplett sowohl von C_5 als auch von D_9 her mitfüllen. Eine nennenswerte Durchströmung der Nachbarbereiche von diesem sehr kleinen Gefäße aus läßt sich dagegen nicht erreichen. Diese Beobachtungen lassen sich auch im Versorgungsgebiet des Ramus descendens der A. radicularis magna machen.

Diese Region füllt sich besonders schnell, komplett und sehr intensiv (Abb. 31). Wird jedoch der Zufluß über die A. radicularis magna unterbrochen und handelt es sich bei der nächsthöher gelegenen Wurzelarterie um ein besonders kleines Gefäß, so läßt sich weder über dieses noch über höher gelegene größere Gefäße eine ausreichende Füllung dieses Gebietes erzielen.

Während sich die Füllungsdefekte im zentralen Versorgungsbereiche einer ausgeschalteten größeren Arterie in allen Territorien bzw. in jeder Segmenthöhe registrieren lassen, finden sich druckbedingte Zustrominsuffizienzen im Grenzgebiet zwischen zwei Versorgungsarealen fast nur im 2. Territorium. Als Grund hierfür kann nur der meist große Abstand zwischen den kleineren Wurzelarterien angegeben werden. Ist dieses Territorium selbst zuflußfrei, so liegt dieser insuffizient gefüllte Grenzbereich bei 63% der Fälle in Höhe D_4/D_5, in 37% der Fälle in Höhe D_6/D_7; die Region D_1 bis D_3 zeigt sich in diesen Fällen gut durchströmt, weil immer ein größeres Gefäß entweder in Höhe C_8 oder C_7 vorliegt und sein Ramus descendens diese Region gut versorgt. Sind aber im 2. Territorium Zuflüsse vorhanden, zeigen sich die Füllungsdefekte zu je einem Drittel in Höhe D_1 bis D_3, D_4 bis D_5 oder D_6 bis D_7.

Auf die Schlußfolgerungen aus diesen Befunden wird im Rahmen der Diskussion eingegangen. Die Grundzüge der spinalen Vascularisation werden zusammenfassend in den Abb. 32 (siehe nächste Seite) und 37 (Seite 76) dargestellt.

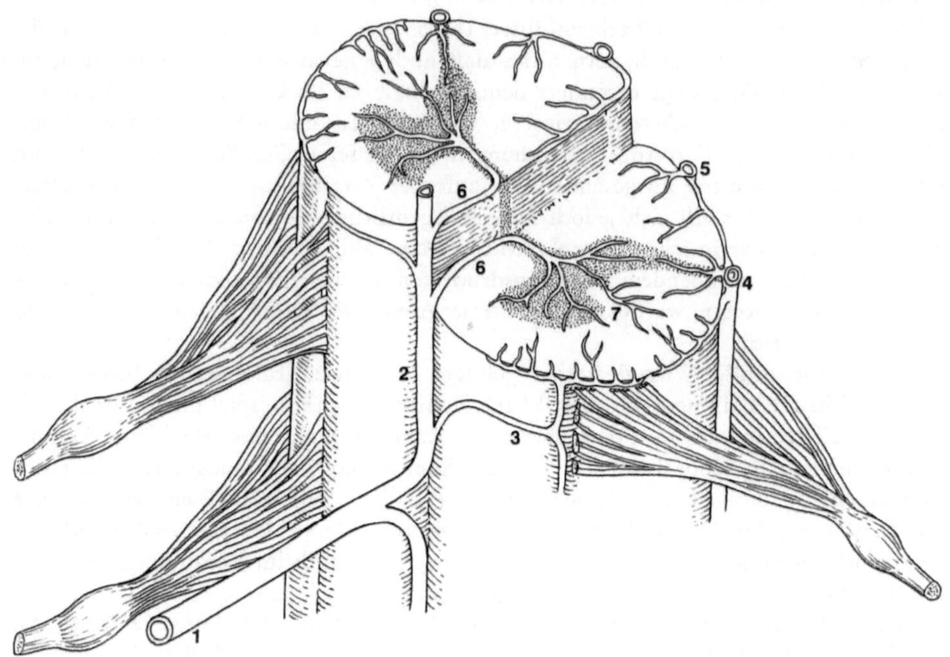

Abb. 32 a

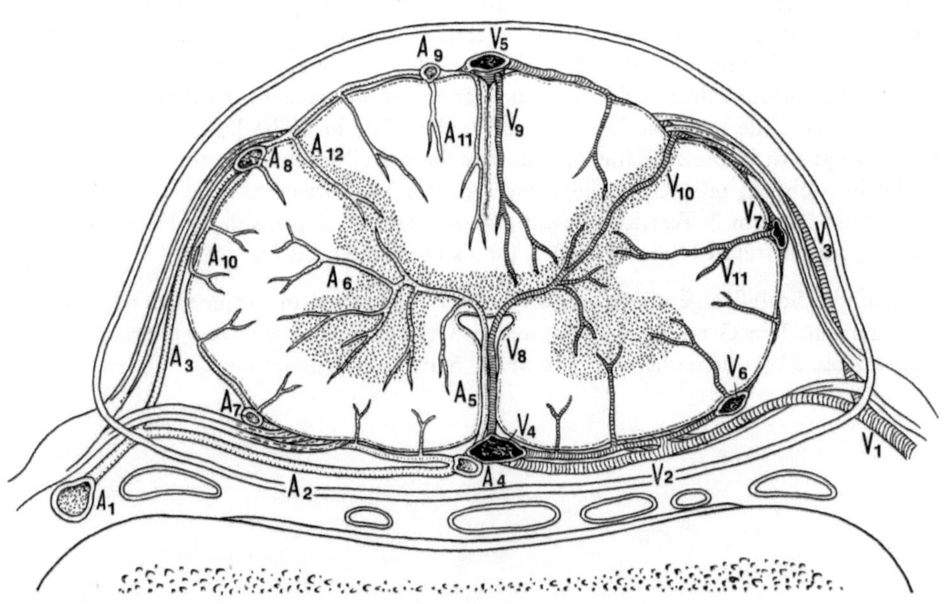

Abb. 32 b

Abb. 32. Schematische Darstellung der Rückenmarksvascularisation

a) Räumlich gezeichneter Rückenmarksabschnitt mit arteriellem Gefäßsystem:

1 = A. radicularis anterior.
2 = Ramus ascendens als Teilstück der „A. spinalis ant."
3 = Vasocorona; dargestellt ein oberflächlicher Seitenast der „A. spin. ant.", welcher sich in ein sekundäres Longitudinaltraktfragment aufzweigt; auf dem Querschnitt Übergang in die peripheren perforierenden Äste.
4 = „A. spinalis posterolateralis" mit Seitenästen und A. cornu posterioris.
5 = „A. spinalis posterior" mit Rami marginales und A. fissuralis (rechtsseitig).
6 = Aa. sulci; alternierender Verlauf zu den beiden Rückenmarkshälften auf dem treppenförmigen Querschnitt.
7 = Zentrale Aufzweigung des anterioren Zuflußsystems.

b) Rückenmarksquerschnitt mit arteriellem und venösem Gefäßsystem:

A_1 = A. nervomedullaris
A_2 = A. radicularis anterior
A_3 = A. radicularis posterior
A_4 = „A. spin. ant." (Querschnitt)
A_5 = A. sulci
A_6 = Zentraler Gefäßbaum (Teil d. Subst. alba mitversorgt!)
A_7 = „A. spin. anterolateralis"
A_8 = „A. spin. posterolateralis"
A_9 = „A. spin. posterior"
A_{10} = Vasocorona; Rr. marginales
A_{11} = A. fissuralis
A_{12} = A. cornu posterioris

V_1 = V. radicularis
V_2 = V. radicularis anterior
V_3 = V. radicularis posterior
V_4 = V. mediana spin. anterolateralis
V_5 = V. mediana spin. posterolateralis
V_6 = V. spin. anterolateralis
V_7 = V. spin. posterolateralis
V_8 = V. sulcocommiss. et sulci
V_9 = V. fissuralis
V_{10} = Schräge transversale Vene
V_{11} = Periphere perforierende Venen (Saum d. Subst. grisea wird mit drainiert!)

D. Klinische Bedeutung der Ergebnisse

I. Auswertung hinsichtlich orthologischer Probleme

Jede Diskussion über die Vascularisation und Zirkulation im Bereiche des Rückenmarkes muß von der Tatsache ausgehen, daß dieses Organ nur über die Wurzelarterien Blut aus dem allgemeinen Kreislauf erhält. Die Sonderstellung, welche üblicherweise den direkt aus den intracanaliculären Abschnitten der Vertebralarterien abgehenden Rami descendentes als Ursprung der A. spinalis anterior zugesprochen wird, ist keinesfalls begründet. Nach unseren Befunden an 62 komplett entnommenen Rückenmarkspräparaten, welche immer die Vertebralarterienabschnitte und ihren Zusammenfluß zur A. basilaris enthielten, kann der intracanaliculäre Abschnitt der A. vertebralis zumindest in funktionell-anatomischer Hinsicht und mit Blick auf die Versorgung des Rückenmarkes den übrigen Aa. nervomedullares et radiculares an die Seite gestellt werden.

Da sich aus dieser Feststellung zwangsweise Konsequenzen für die Zirkulation ergeben, müssen die Wurzelarterien in den Mittelpunkt der Betrachtungen gestellt werden.

Die im voranstehenden Teil der Arbeit eingehend beschriebenen Untersuchungen lassen folgende Aussagen zu:

Die Gesamtzahl der Wurzelarterien pro Rückenmark schwankt erheblich. Das arterienärmste Präparat unseres Kollektivs zeigt 11, das reichste 23 Zuflüsse. Von diesen kommt den Vorderwurzelarterien wegen ihres durchschnittlich größeren Kalibers und des ausgedehnteren, funktionell wichtigeren Versorgungsanteils die weitaus größere Bedeutung zu. An das einzelne Rückenmark können 2 bis 11 Aa. radiculares herantreten. 45% unserer Präparate weisen 2 bis 5, 55% mehr als 5 Vorderwurzelarterien auf. Im Cervicalbereiche hält sich die Zahl der von rechts und von links kommenden Gefäße die Waage, häufig liegt auch ein doppelseitiger Zutritt im selben Segment vor. In den tiefer gelegenen Abschnitten überwiegt die linksseitige Position. Diese Angaben decken sich weitgehend mit den Erfahrungen zumindest derjenigen Voruntersucher, welche ein größeres Material zur Verfügung hatten (s. CORBIN, 1961; JELLINGER, 1966; MANNEN, 1964). Unsere Kritik muß allerdings da ansetzen, wo zu allgemein von „den Vorderwurzelarterien" gesprochen wird. Das Kaliber dieser Gefäße weist nämlich ganz erhebliche Unterschiede auf. Während die kleinsten einen Durchmesser von ca. 200 μ besitzen (Kategorie IV), können die größten Werte von 1500 μ erreichen (Kategorie I). Auf die funktionelle Bedeutung so eklatanter Kaliberunterschiede braucht nicht besonders hingewiesen zu werden. In unserem Material lassen sich nur 61% der Vorderwurzelarterien als größere Gefäße (Kategorien I und II) bezeichnen.

An den Hinterwurzelarterien sind die Unterschiede weniger groß. Pro Präparat finden sich mindestens 9, höchstens 15 Gefäße, welche eindeutig als Aa. radiculares posteriores angesehen werden können. Durchmesserwerte über 600 μ (Kategorie I) fehlen hier ganz, es überwiegen die Kaliber zwischen 150 und 400 μ (Kategorien III und IV). Eine Seitenpraevalenz des Zutrittes ist nicht zu erkennen.

Vorder- und Hinterwurzelarterien gemeinsam ist die inhomogene Verteilung über die Segmente. Sie prägt sich in unserem Kollektiv noch stärker aus als bei JELLINGER (1966) und entspricht mehr den Befunden LAZORTHES (1962). Nach der Zutrittsfrequenz von Vorder- und Hinterwurzelarterien lassen sich unter Berücksichtigung des Gefäßkalibers bestimmte Territorien abgrenzen:

Das erste oder cervicale Territorium ist dadurch charakterisiert, daß sich hier entweder eine größere Zahl mittlerer und kleinerer Gefäße oder aber eine auffallend große Arterie mit wenigen ergänzenden Zuflüssen finden. Die Zuflußfrequenz erreicht ihr Maximum bei C_7, gefolgt von den Segmenten C_5 und C_6.

Das zweite Territorium, welches den oberen Zweidritteln des Thoracalmarks entspricht, ist zuflußarm, im anterioren Bereiche oft sogar zuflußfrei. Auch wenn man die gesamte Circumferenz berücksichtigt, liegen häufig nur 2 bis 3 kleine Gefäßchen vor. Der Zutritt einer Arterie der Kategorie II (400 bis 600 μ) ist selten.

Das dritte Territorium entspricht der thoracolumbalen Übergangsregion, also den Segmenten D_8 bis L_3. Hier findet sich ausnahmslos das größte Wurzelgefäß eines jeden Präparates, nämlich die A. radicularis magna ADAMKIEWICZ. In 46% der Fälle stellt sie den einzigen großen Zufluß für die vorderen zwei Drittel der lumbalen Intumescenz dar. In den übrigen Fällen liegt neben funktionell sicher bedeutungsarmen kleineren Ästen ein zweites größeres Gefäß vor, welches dann der Kategorie II angehört. Eine deutliche Zutrittshäufung findet sich in Höhe der Segmente D_{10} und D_9, gefolgt von D_{12} und L_1. Die Aa. radiculares posteriores weisen in diesem Territorium sogar ein absolutes Maximum auf; sie sind hier sowohl zahlen- als auch kalibermäßig am stärksten vertreten. Hinsichtlich der Zutrittsfrequenz führt hier das Segment L_1.

Das vierte Territorium, die Segmente L_4 bis S_5 bzw. Co., weist überhaupt nur in 28% der Fälle eine kleine Wurzelarterie der Kategorien III oder IV auf. Der ventrale Anteil dieses Territoriums wird praktisch ganz vom Ramus descendens der A. radicularis magna versorgt; über die Rami cruciantes kann dieser Ast sogar Einfluß auf die Zirkulation im hinteren Anteil dieses Abschnittes gewinnen.

Für die Durchblutung des Rückenmarkes sind die formalen Gesetzmäßigkeiten an den Wurzelarterien äußerst aufschlußreich. Hier ist besonders der Verzweigungsmodus der Gefäße zu nennen. Alle vom Stamm einer Wurzelarterie abgehenden Äste verlassen diesen in mehr oder weniger ausgeprägter medialer Richtung, gleichgültig ob es sich um kleine Ästchen für die Wurzel, oder um Zuflüsse zur Vasocorona, oder um die endgültige Aufzweigung in die Rami ascendentes et descendentes handelt. Für die letztgenannte Bifurkation ist die y-förmige Teilung charakteristisch. Diese erfährt zwar in den verschiedenen Höhen durch den unterschiedlichen Zutrittswinkel der Wurzelarterien Modifikationen, bleibt aber als formales Prinzip immer erkennbar. Auch die von den beiden Rami entweder oberflächlich als Teile der Corona vasorum, oder in den vorderen Medianspalt als Sulcusarterien, oder direkt in das Gewebe abgehenden Äste zeigen einen charakteristischen Verlauf: er ist — zumindest als Abgangsrichtung — am Ramus ascendens nach cranial, am Ramus descendens dagegen nach caudal orientiert. Dies ist häufig schon mit bloßem Auge zu erkennen, eindeutige Aussagen lassen sich allerdings nur nach entsprechender präparatorischer Freilegung und auflichtmikroskopischer Betrachtung machen.

Besonders wichtig scheinen uns für diese Fragen auch die Ergebnisse unserer systematischen Messungen zu sein, welche in dieser Form bisher nicht durchgeführt wurden. Hierbei zeigt sich nämlich, daß die genannten charakteristischen Abzweigungs- bzw. Bifurkationsformen stets mit einer exakt verfolgbaren Kaliberreduktion an ihren Ästen verbunden sind. Diese von der Duradurchtrittsstelle über die Bifurkation sich auf die Rami ascendentes et descendentes fortsetzende Verjüngungstendenz, welche von Bolton (1939) anscheinend ganz übersehen und von Clemens (1966) unseres Erachtens zu wenig gewürdigt wurde, läßt sich bei auflichtmikroskopischer Messung leicht zahlenmäßig belegen und damit objektivieren. Derartige Befunde implizieren nach den hydromechanischen und hydrodynamischen, besonders aber nach den kreislaufphysiologischen Regeln eine bestimmte Strömungsrichtung: Sie kann unter normalen Bedingungen nur vom Stamm der Wurzelarterien zu den Ästen hin verlaufen.

Es kann also gesagt werden, daß sich am Rückenmark bevorzugt im unteren Cervical- und im thoracolumbalen Übergangsbereich eine individuell unterschiedliche Zahl von Arterien findet, welche mit den Wurzeln meist von laterocaudal nach mediocranial verlaufen, und sich zwar organspezifisch, sonst aber durchaus in der für Arterien charakteristischen Weise verzweigen. Die Hauptäste der Wurzelarterien, die Rami ascendentes et descendentes, treffen in ihrem der Organlängsachse folgenden Verlaufe jeweils auf einen entgegengesetzt gerichteten Ramus der Nachbararterie. In der Regel gehen zwar beide ineinander über, der Bereich ihres Zusammentreffens zeichnet sich aber stets als „engste Stelle“ der Intermediärstrecke ab. Dieses Verhalten ist auch am craniocervicalen Übergangsbereiche deutlich zu erkennen. An den hinteren Längsketten kommen häufiger Unterbrechungen vor, welche den Zuflußcharakter der Wurzelarterien besonders unterstreichen. Auch am Halsmark weisen besondere Aufzweigungsformen bei beidseitigem Zutritt von Wurzelarterien im selben Segment deutlich auf die Blutstromrichtung hin. Der Ramus descendens der A. radicularis magna findet über die Rami cruciantes Anschluß an die hinteren Längsketten; eine dünne Fortsetzung splittert sich in Endästchen auf oder zieht mit dem Filum terminale weiter.

Da in vivo alle Wurzelarterien an den allgemeinen Kreislauf angeschlossen sind, wurde im Experiment diese Situation zumindest partiell dadurch kopiert, daß in möglichts viele benachbarte Wurzelarterien Katheter eingebunden wurden und die Flüssigkeiten unter gleichen Bedingungen von einer gemeinsamen Plattform aus einliefen. Dabei kam es immer zu reibungslosen Durchströmungen ohne Störungen an den Grenzflächen bzw. an den „engsten Stellen“, an denen die Flüssigkeitssäulen bei gleichem Infusionsdruck regelmäßig aufeinandertrafen. Durch Röntgenkontrastmittelinfusion konnte dieses Verhalten auch für die intramedullären Gefäße nachgewiesen werden. Nach Versuchsbeginn läßt sich eine zunehmende Anfärbung beobachten, welche bald ein Maximum erreicht und dann unverändert bestehen bleibt, obwohl weiter Kontrastmittel das Präparat durchfließt. Bei unterschiedlichem Infusionsdruck in benachbarten Wurzelarterien verschiebt sich die Flüssigkeitssäule in der Längskette über die „engste Stelle“ hinaus in Richtung auf den druckbenachteiligten Schenkel. Anders verhält es sich, wenn ein oder zwei Wurzelarterien in einer solchen Serie ausgeschaltet werden. Hier läßt sich nur mit der serienangiographischen Technik zeigen, daß das Kontrastmittel von den benachbarten Arterien zwar in die nicht durchströmten Rami ascendentes et descendentes übertritt, die „Anfärbung“ der intramedullären Anteile des Gefäßsystems aber ausbleibt oder nur verzögert und mangelhaft erfolgt. Die zwar paucisegmental, dafür aber von größeren Gefäßen versorgten Präparate zeigten in der Regel bessere Anastomoseneigenschaften als plurisegmental versorgte, welche häufig sehr enge Zwischenschaltungen aufweisen. Während sich über große Wurzelarterien die Versorgungsareale ausgeschalteter kleinerer Zuflüsse oft komplett durchströmen ließen, gelang das umgekehrte Vorgehen nie. Bei niedrigem Infusionsdruck bleiben in sehr langen und dünnen Intermediärstrecken die Bereiche der „engsten Stelle" undurchflossen; erst bei höheren Druckwerten zeigt sich auch hier wieder das übliche Verhalten.

Es ist dem Verfasser bewußt, daß seine morphologischen Untersuchungen nur einen devitalen, starren Zustand erfassen und die funktionsanatomischen Versuche unter unphysiologischen (dafür aber bei gut überschaubaren und für jeden Abschnitt überprüfbaren) Bedingungen erfolgten. Da sich jedoch am Gehirn — wie auch an anderen Organen — die grundsätzliche Übereinstimmung postmortaler und intravitaler angiologischer Befunde durch die hier optimalen angiographischen Möglichkeiten nachweisen ließ und auch funktionelle Rückschlüsse aus der Struktur eines Gefäßabschnittes (z. B. des Circulus Willisi) mit dieser Methode am Lebenden bestätigt werden konnten (s. bei LINDENBERG, 1956, und bei WEICKMANN, 1959), besteht kein Grund, am vitalen Gefäßsystem des Rückenmarks grundsätzlich andere Verhältnisse als am devitalen zu erwarten. Deshalb scheint uns die uneingeschränkte Übereinstimmung der Einzelresultate — insbesondere eben der charakteristische Aufzweigungsmodus der Wurzelgefäße und ihrer Äste, die besondere Struktur der Längsanastomosenketten, die signifikanten Kaliberrelationen und die Tatsache, daß die optimale Durchströmung eines größeren Rückenmarksabschnittes einschließlich der intramedullären Bereiche nur bei simultaner Infusion in alle zugehörigen Wurzelarterien gewährleistet ist — bestimmte Schlußfolgerungen zu erlauben:

Über die Aa. radiculares erreichen mehrere Blutströme getrennt das Rückenmark. Sie teilen sich an den Bifurkationen in Teilströme, welche in den Rami ascendentes jeweils nach cranial, in den Rami descendentes dagegen nach caudal verlaufen. Im Bereiche der Intermediärstrecken der arteriellen Längstrakte liegen dadurch natürlich gegensinnige Stromrichtungen vor, welche sich an den Treffpunkten der Rami ascendentes mit den Rami descendentes neutralisieren. Diese gegensinnige Stromrichtung ist auf die Längstrakte und die durchgehenden Anastomosen zwischen anterioren und posterioren Versorgungssystemen beschränkt. Im Bereiche der Sulcusarterien sowie der perforierenden Äste der hinteren Längstrakte und der Vasocorona schwenken alle Teilströme in eine radiär auf die Zentralachse des Rückenmarks zielende Richtung ein. Nach dem Passieren der Arteriolen, der Capillaren und der kleinen Venen sammelt sich das Blut letztlich in den oberflächlichen Venenplexus, um über venöse Längstrakte und Wurzelvenen den Spinalkanal wieder zu verlassen. Im Normalzustand wird das Rückenmark also von Partialkreisläufen versorgt. Lokalisation und Ausdehnung werden von der Zutrittshöhe, der Zahl, dem Kaliber und dem Aufzweigungsmodus der Wurzelarterien bestimmt und unterliegen damit erheblichen individuellen Schwankungen.

Die von ADAMKIEWICZ 1882 konzipierte Partialstromtheorie wird durch die neuen Befunde also bestätigt und ergänzt; es muß besonders darauf hingewiesen werden, daß üblicherweise die anterioren und posterioren Versorgungsterritorien in der Längsrichtung gegeneinander versetzt sind, und daß die Drainagebereiche — den cerebralen Verhältnissen vergleichbar — die Grenzen der arteriellen Territorien übergreifen.

Abweichende, unseres Erachtens nicht zutreffende Vorstellungen, welche in der Zwischenzeit entwickelt worden sind, finden rückblickend und bei genauer Betrachtung ihrer Grundlagen folgende Erklärungen: Einige Autoren haben ihre Untersuchungen auf Teile des Rückenmarks konzentriert und von diesen auf das ganze Organ geschlossen (z. B. TANON, 1908; PAYNE u. SPILLANE, 1957). Andere sind durch unübersichtliche und den vitalen Verhältnissen nicht entsprechende postmortale Füllungsversuche in situ fehlgeleitet worden, weil die injizierten Lösungen nur über die größten Wurzelarterien in den medullären Kreislauf gelangten (z. B. BOLTON, 1939; SUH u. ALEXANDER, 1939). Wieder andere sind bei der Formulierung ihrer Theorien offensichtlich von Idealbeispielen bzw. schematisierten Darstellungen beeinflußt worden (z. B. ZÜLCH, 1954; BARTSCH, 1960; zum Teil auch LAZORTHES et al., 1962). Allen diesen Vorstellungen ist die Tendenz eigen, größere zusammenhängende Kreislaufeinheiten zu postulieren bzw. allgemeinverbindliche Blutstromrichtungen anzugeben. Diese Absichten werden aber den tatsächlichen Gegebenheiten nicht gerecht. Es finden sich zwar für bestimmte Vorstellungen in unserem Kollektiv Einzelbeispiele (z. B. für eine zuflußfreie Zone zwischen C_8 und D_{10} mit nur zwei gegensinnig verlaufenden Gefäßästen oder für einen gefäßfreien Bezirk oberhalb C_8 mit vorwiegend caudalwärts gerichtetem Blutstrom), der größere Teil der Präparate widerspricht aber einer Verallgemeinerung. Für die Theorie BOLTONs, daß im gesamten ventralen Versorgungssystem ein caudalwärts gerichteter Blutstrom vorliege, ergeben sich überhaupt keine Anhaltspunkte.

Eine klinische Bestätigung unserer Ansichten dürften die angiographischen Befunde bei Rückenmarksangiomen darstellen. Der Shunteffekt dieser Fehlbildungen führt zu einer erheblichen Durchblutungssteigerung und damit zu einer Erweiterung derjenigen Wurzelarterien, welche für die Versorgung der betroffenen Gefäßprovinz zuständig sind. Da in diesen Fällen natürlich auch die an der Speisung des Angioms beteiligten Rami ascendentes oder descendentes besonders gut zu erkennen sind, ergeben sich zwangsläufig Auskünfte über die Blutstromrichtung in vivo! Bei dem Kind zum Beispiel, dessen Angiogramme als Abb. 33 wiedergegeben sind, erfolgt offensichtlich nicht nur die Speisung des Angioms, sondern auch die Versorgung der unteren und mittleren Halsmarkabschnitte über tiefcervicale Zuflüsse bzw. deren Rami ascendentes. Wären nämlich auch andere Zuflüsse — etwa aus der craniocervicalen Übergangsregion — hieran beteiligt, so müßten sie bei dem großen Shuntvolumen (und der guten Kontrastmittelfüllung aller großen Gefäße) von den Veränderungen mit betroffen sein. Das gleiche gilt auch für die Patientin, bei der ein Angiom des Conus medullaris allein vom Ramus descendens der A. radicularis magna gespeist wird (Abb. 34). In anderen Fällen mit gleicher Angiomlokalisation, aber divergierender Zuflußsituation, können sich dementsprechend andersartige Bilder ergeben. Hierfür finden sich u. a. bei DJINDJIAN et al. (1969) [5] Beispiele. Diese Autoren führen auch Fälle an, bei denen das Angiom durch eine Kontrastmittelinjektion in benachbarte Gefäßprovinzen nicht dargestellt werden konnte, was wiederum darauf hinweist, daß die Malformation nur einen einzigen Partialkreislauf zu betreffen braucht; anders ausgedrückt: diese Situation beweist die Existenz eines Partialkreislaufs, denn die erheblichen Auswirkungen einer solchen Fehlbildung beschränken sich auf ihn allein! Es kann hier also durchaus von klinischen Modellen für die Probleme der Orthologie der Rückenmarksdurchblutung gesprochen werden. — Auch diejenigen angiographischen Beobachtungen, welche bisher mehr oder weniger zufällig an normalen Rückenmarksgefäßen gemacht wurden, entsprechen ganz diesen Untersuchungsergebnissen (siehe z. B. Abb. 1 sowie DJINDJIAN et al., 1969, Abb. 23).

---

[5] Die Monographie „Les angiomes de la moelle“ von DJINDJIAN et al. ist erst nach Abschluß unserer Arbeit erschienen (Sept. 1969).

Es kann also kein Zweifel daran bestehen, daß der beschriebene Versorgungsmodus für das Rückenmark charakteristisch ist. Deshalb handelt es sich bei der „A. spinalis anterior“ und den „Aa. spinales posterolaterales“ im eigentlichen Sinne auch nicht um Arterien, sondern um Gefäßtrakte mit Anastomoseneigenschaften (die französische Schule spricht von „Gefäßachsen“). Diese Richtigstellung nimmt den Gefäßtrakten nichts von ihrer Bedeutung, auf welche CLEMENS (1966) besonders hinweist. Dies geht schon aus den Durchströmungsversuchen bei unterschiedlichen Druckverhältnissen in benachbarten Wurzelarterien hervor. Die Ergebnisse dieser Versuche lassen nämlich einen gut funktionierenden Druckausgleichmechanismus erkennen. Diese Funktion ist durchaus geeignet, die im anterioren Bereiche praktisch immer vorliegende Kontinuität der Anastomosenkette ausreichend zu begründen. Daß aber Änderungen der Körperhaltung, unterschiedliche Arbeitsleistungen oder sonstige plötzliche Funktionsänderungen in regionalen Kreislaufprovinzen auch in den medullären Partialkreisläufen zu unterschiedlichen Druckverhältnissen führen müssen, dürfte sich aus den Verbindungen der Wurzelarterien mit verschiedenen Abschnitten des allgemeinen Kreislaufes ergeben (s. später). Besonders die Befunde von ABRAHAM, MARGOLIS et al. (1966) sprechen dafür. CLEMENS, NOESKE u. ROLL (1957) haben den Rami cruciantes eine gleichartige Funktion zugesprochen. Damit ergeben sich wiederum enge Parallelen zum Circulus Willisi des Gehirns, an dem WEICKMANN (1959) diese Funktion sehr schön demonstrieren konnte. Daß die Kontinuität der sogenannten „A. spinalis anterior“ individuell sehr unterschiedlich ausgeprägt ist und die Betonung der Druckausgleichfunktion nicht im Widerspruch zu eventuellen unzureichenden Anastomoseneigenschaften bei plötzlichem Ausfall eines Zuflusses steht, soll erwähnt werden.

Wegen der mehrfach angesprochenen Verbindungen zum allgemeinen Kreislauf soll noch auf die extravertebrale Zuflußsituation eingegangen werden. Der Blutzufluß zur Wirbelsäule und zum Rückenmark wird durch ein ausgedehntes, in den einzelnen Abschnitten unterschiedlich anastomosenreiches Arteriensystem gewährleistet. Die Versorgung des oberen Teils des Rückenmarks verläuft über die Aa. subclaviae, während die unteren Abschnitte ihr Blut aus Ästen der thoracolumbalen Aorta erhalten. Aus anatomischer Sicht ist der Sinn einer solchen Unterteilung in zwei Zuflußbereiche wegen zahlreicher extra- und intravertebraler Anastomosen fragwürdig (s. CLEMENS, 1966); da jedoch pathologische Prozesse sowohl die Aa. subclaviae als auch die Aorta durchaus isoliert betreffen können und klinische Beispiele für konsekutive Gewebsläsionen in den entsprechenden spinalen Versorgungsgebieten bekannt sind[6], wird zumindest die klinische Bedeutung dieser Unterteilung verständlich. Allerdings scheint uns die Festlegung der Grenzzone dieser beiden Hauptquellgebiete der spinalen Blutversorgung auf ein bestimmtes Segment (z. B. D_4 von ZÜLCH bzw. $D_{1/2}$ von JELLINGER) nicht begründet. Denn auch für die Lokalisation dieser Grenze sind letzten Endes die Zutrittshöhe und der Aufzweigungsmodus der Wurzelarterien entscheidend. Wenn z. B. die tiefstgelegene Vorderwurzelarterie aus dem Zuflußbereich der A. subclavia in Höhe D_1 mit einem starken Ramus descendens und der höchstgelegene Zufluß aus dem aortalen Bereiche in Höhe D_9 mit einem schwächeren Ramus ascendens an das Rückenmark herantreten, so kann die Grenzzone durchaus bei D_5 oder D_6 liegen; sind die analogen Zuflüsse dagegen bei C_5 und D_4 lokalisiert, kann die Grenzzone bei

[6] s. BRENNER et al. (1965), BOUDIN et al. (1959), GRUNER u. LAPRESLE (1962), WOLF (1960), ADAMS u. VAN GERTRUYDEN (1956), HEBERER et al. (1966), HUGHES (1964), HILL u. VAZQUEZ (1962), ZÜLCH (1962), BODECHTEL u. MITTELBACH (1964), CORBIN (1961).

entsprechender Ausbildung der Rami bis in den Segmentbereich C_8 hinaufrücken. Das heißt aber, daß der Anteil der beiden Hauptquellgebiete an der Durchblutung des Rückenmarks entscheidend von den Wurzelarterien beeinflußt wird. Nach unseren Befunden ist nur die Aussage zulässig, daß die Grenzzone meist in der oberen Hälfte des Brustmarks liegt.

II. Auswertung hinsichtlich angiographisch-diagnostischer und neurochirurgischer Konsequenzen

Die Auswertung der Untersuchungsbefunde für die angiographisch diagnostische und neurochirurgische Tätigkeit stellte von Anfang an einen wesentlichen Gesichtspunkt dieser Arbeit dar.

1. Angiographische Konsequenzen

Gerade in der Diagnostik spinaler Prozesse ergeben sich immer wieder Situationen, in denen weder Vorgeschichte noch Verlauf, weder neurologischer Befund noch allgemeine Untersuchungsverfahren, weder Liquorstatus noch Myelographie zur Klärung der Ätiologie ausreichen. Hinter einem Teil dieser Fälle dürften sich Gefäßprozesse im weitesten Sinne verbergen. Um hierüber Aufschluß zu erhalten, müßten naturgemäß diejenigen Untersuchungsmethoden herangezogen werden, welche sich direkt auf das Gefäßsystem beziehen, nämlich die Arteriographie und die Venographie. Obwohl der Beeinträchtigung der spinalen Zirkulation durch Störungen im venösen Schenkel in letzter Zeit stärkere Beobachtung geschenkt wird (s. Jellinger, 1966; Stochdorph, 1961; Jensen, 1960; Sorgo, 1951), haben weder die Ossovenographie noch die direkte lumbale Venographie bisher eine größere Bedeutung erlangen können. Svien et al. (1961) sowie Houdart et al. (1966) halten ihre Aussagekraft für zu begrenzt. Hinsichtlich einer genaueren Unterrichtung über diese Methoden kann auf die eingehende Arbeit von Vogelsang (1968) und auf die Mitteilungen von Bücheler et al. (1968) verwiesen werden.

Wichtiger scheint uns die spinale Arteriographie zu sein, falls sich die im Literaturteil genannten technischen Schwierigkeiten verringern lassen.

1954 wurde erstmals ein thoracolumbales spinales Angiom durch die Aortographie (Rand u. Rand), 1956 ein cervicales durch direkte Vertebralisangiographie (Henson u. Croft) dargestellt. Seither ist die spinale Arteriographie eng mit der Angiomdiagnostik verbunden. Wie in der Literaturübersicht vermerkt, sind normale Gefäße des Rückenmarks bisher relativ selten in der oberen Cervicalregion, etwas häufiger im thoracolumbalen Übergangsbereiche angiographisch nachgewiesen worden. Die umumfassendsten Arbeiten mit genauen Angaben zur röntgenologischen Technik stammen zur Zeit von Djindjan et al. (1966 u. 1969), Houdart et al. (1966) und DiChiro et al. (1967) [7].

Da der Anteil der Angiome an den spinalen raumfordernden Prozessen mit 3,3% (Krayenbühl u. Yasargil, 1963) bis 11% (Pia u. Vogelsang, 1965) angegeben wird (im eigenen Krankengut 8%), scheint die Anwendungsfrequenz dieser Methode

[7] Während der Drucklegung ist im deutschen Schrifttum noch die Arbeit von Bradac, Bachmann, Bouchard u. Moltke „Die spinale Angiographie" veröffentlicht worden.

begrenzt zu sein, andererseits haben HOUDART und DJINDJAN in vier Jahren 15 Fälle und DICHIRO et al. in knapp drei Jahren 8 Fälle diagnostizieren können [8]. Sie weisen darauf hin, daß diese Methode auch für die Diagnostik von Tumoren, evtl. auch von Gefäßprozessen, zunehmend Bedeutung bekommen. Beachtenswert ist schon jetzt, daß 25% der Angiomfälle HOUDARTs sich mit keiner anderen Methode haben klären lassen.

Sowohl für die Durchführung des Eingriffes als auch für die Auswertung der Aufnahmen ist die Kenntnis der speziellen spinalen Kreislaufverhältnisse eine Vorbedingung. Neben der Verweisung auf die voranstehenden Kapitel dieser Arbeit sollen einige bedeutungsvolle Daten hier besonders herausgestellt werden (wobei z. Z. noch die Suche nach einem Angiom vorausgesetzt werden soll).

Da die Lokalisation des speisenden Gefäßes in der Regel nicht bekannt ist, muß die Untersuchung möglichst von dem Gefäßbezirk ausgehen, welcher die größte Chance bietet, die speisende Arterie mit zu erfassen. Weist der neurologische Befund auf einen cervicalen Prozeß hin, so kommt dafür nur die A. subclavia, diese aber beiderseits in Frage. Welche Äste der A. subclavia im Einzelfall an der Versorgung des Halsmarks beteiligt sind, ist in der präangiographischen Phase immer ungewiß! Das Ordnungsschema NOESKEs kann nicht als verbindlich angesehen werden. Die eigenen Untersuchungen haben gezeigt, daß auch die unteren Rami spinales cervicales durchaus von der A. vertebralis gestellt werden können. Bei HOUDART et al. (1966) findet sich sogar ein angiographisches Beispiel dafür, daß die in Höhe C_6 und C_7 eintretenden Versorgungsäste ausschließlich aus der A. vertebralis stammen können. Unser Beispiel zeigt dagegen ein Angiom, welches sich mit seinem Hauptanteil auf die Halswirbel C_4—C_6 projiziert, trotzdem nur von den Wurzelarterien C_7 und C_8 gespeist wird und seine extravertebralen Zuflüsse über den Truncus thyreocervicalis via A. cervicalis ascendens (R. spin. C_7) bzw. über den Truncus costocervicalis via A. cervicalis profunda (R. spin. C_8) erhält (Abb. 33) [9]. Der Zufluß über den Truncus costocervicalis wird auch von DJINDJIAN et al. (1969) betont; von ihm soll häufig die A. intumescentiae cervicalis („l'artère du renflement cervical") ausgehen.

Da der Zufluß zu einem Angiom oft nur einseitig erfolgt, sollte mit der Angiographie zwar auf der klinisch verdächtigen Seite begonnen, bei negativem Resultat aber auch die Gegenseite dargestellt werden. Deshalb muß den Kathetermethoden oder der Brachialisangiographie (unser Bild) vor der direkten A. vertebralis-Punktion unbedingt der Vorzug gegeben werden. Reicht die für den Operateur wichtige Darstellung der speisenden Gefäße auf diesem Wege nicht aus, kann mit dem Katheter gezielt weitergegangen werden (s. Abb. 35). Um Verwechslungen mit extravertebralen Gefäßen bei der Auswertung bzw. bei der Monitorkontrolle während der orientierenden Injektionen zu vermeiden, müssen die charakteristischen Gefäßverläufe und Aufzweigungsformen der intraspinalen Gefäße bekannt sein; ihre formalen Besonderheiten bleiben nämlich auch an den erweiterten Angiomzuflüssen — zumindest in ihrem Anfangsteil — erhalten.

Für den oberen Cervicalabschnitt ist daran zu erinnern, daß die Rami spinales unterhalb der Foramina aus den Vertebralarterien abgehen (s. Abb. 1). Sie zeigen deshalb sowohl im anteroposterioren als auch im seitlichen Strahlengang zu Beginn

---

[8] Nach Abschluß unserer Untersuchungen ist die Monographie „Les angiomes de la moelle" von DJINDJIAN et al. (Sept. 1969) erschienen, in der bereits über 50 Fälle berichtet wird.

[9] Herrn Prof. WENDE sei für die Angiogramme gedankt!

einen recht steil ansteigenden Verlauf, biegen im Foramen in die Waagerechte ein und zeigen in der Regel nach dem Durchtritt sofort wieder eine winkelförmige Abknickung, um dann auf kurzer oder längerer Strecke parallel zur Wirbelsäulenachse zu verlaufen. Die weitere Richtung wird von der Nervenwurzel und von der Zugehörigkeit zum ventralen oder dorsalen System bestimmt. Der ventrale Längstrakt

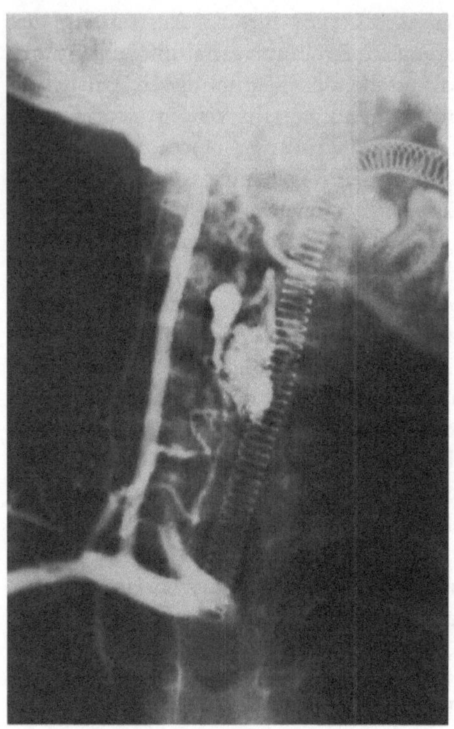

Abb. 33 a

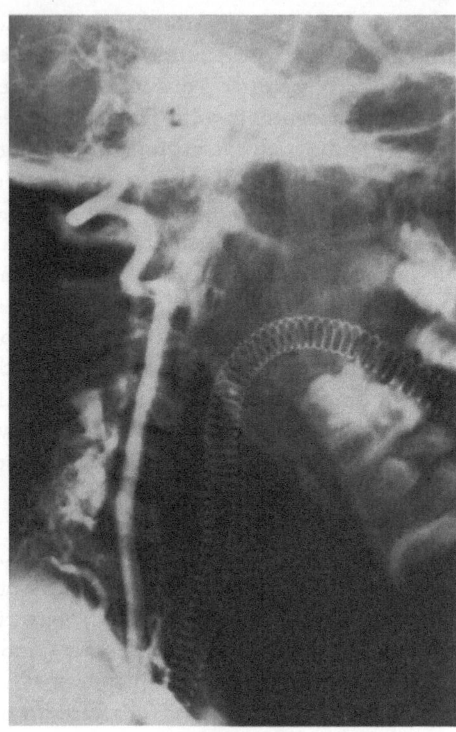

Abb. 33 b

Abb. 33. Darstellung der Zuflüsse eines Rückenmarksangioms durch A. brachialis-Angiographie. Man erkennt, daß die Rami spinales C_7 und C_8 rechts vom Truncus thyreocervicalis und vom Truncus costocervicalis abgehen. (a: a.-p. Einstellung, b: seitliche Einstellung)

verläuft bei anteroposteriorem Strahlengang in der Mittellinie und im seitlichen Strahlengang wirbelkörpernahe; die dorsalen Trakte halten sich dagegen mehr lateral und in größerer Entfernung von den Wirbelkörpern. Die Aufzweigungen bilden immer einen weit offenen Winkel mit Übergang beider Schenkel in die Längsachsenrichtung. Beachtet man diese formalen Gesichtspunkte, sind Verwechslungen mit extraduralen Gefäßen kaum möglich.

Für den unteren Cervicalbereich treffen die gleichen Beschreibungen zu mit Ausnahme des extravertebralen Zutritts. Dieser kann hier waagerecht oder leicht abfallend erfolgen.

Im Thoracalbereich muß, wenn nicht bereits eine myelographische Lokalisation erfolgte, nach Maßgabe des neurologischen Bildes zuerst eine informierende Übersichtsaortographie erfolgen. Ist der entsprechende Abgang eruiert, sollte hier eine selektive Füllung vorgenommen werden. Geben weder Klinik noch Mitstromaortographie über die Lokalisation ausreichend Auskunft, beides ist durchaus möglich (für die Aortographie beschreibt dies — trotz vorhandenen Angioms — DiChiro), so muß man sich nach der Kurve der prozentualen Segmentverteilung der Wurzelarterien richten (Abb. 3 bis 6) und in der daraus ableitbaren Reihenfolge selektiv vorgehen. Für den Gefäßverlauf sind auch in diesem Territorium Knickbildungen am Foramen

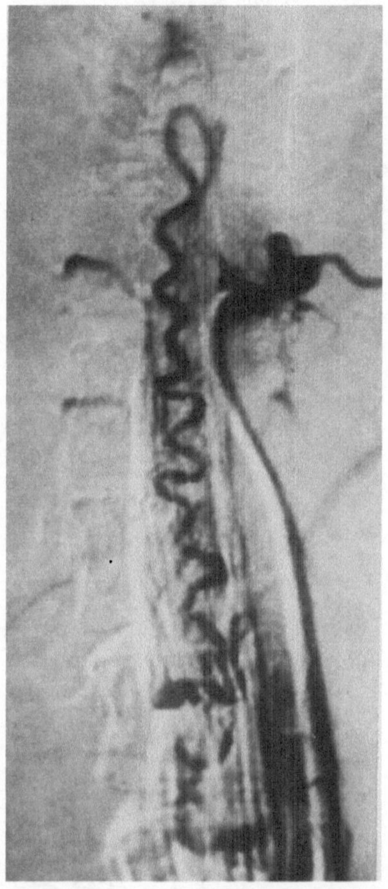

Abb. 34. Darstellung eines thorakolumbalen spinalen Angioms durch selektive Katheter-Angiographie. Die Fehlbildung wird von der A. radicularis magna gespeist. Die Kontrastmittelfüllung erfolgte über die linke 10. Intercostalarterie (D_{10}) (Subtraktionsaufnahme)

typisch; haben die Gefäße durch den angiomatösen Prozeß keine stärkeren Veränderungen erfahren, läßt sich auch der schräge Verlauf mit der Wurzel erkennen. Die Lokalisation der Längstrakte entspricht der Cervicalregion. Die Aufteilungsstellen zeigen — wenn erkennbar — entweder y-Form oder den typischen bogenförmigen Verlauf des Ramus descendens bei schrägem Anstieg des oberen Astes.

Im thoracolumbalen Übergangsbereich und lumbal empfiehlt sich die Berücksichtigung der Verteilungskurve für größere Gefäße bzw. für die A. radicularis magna

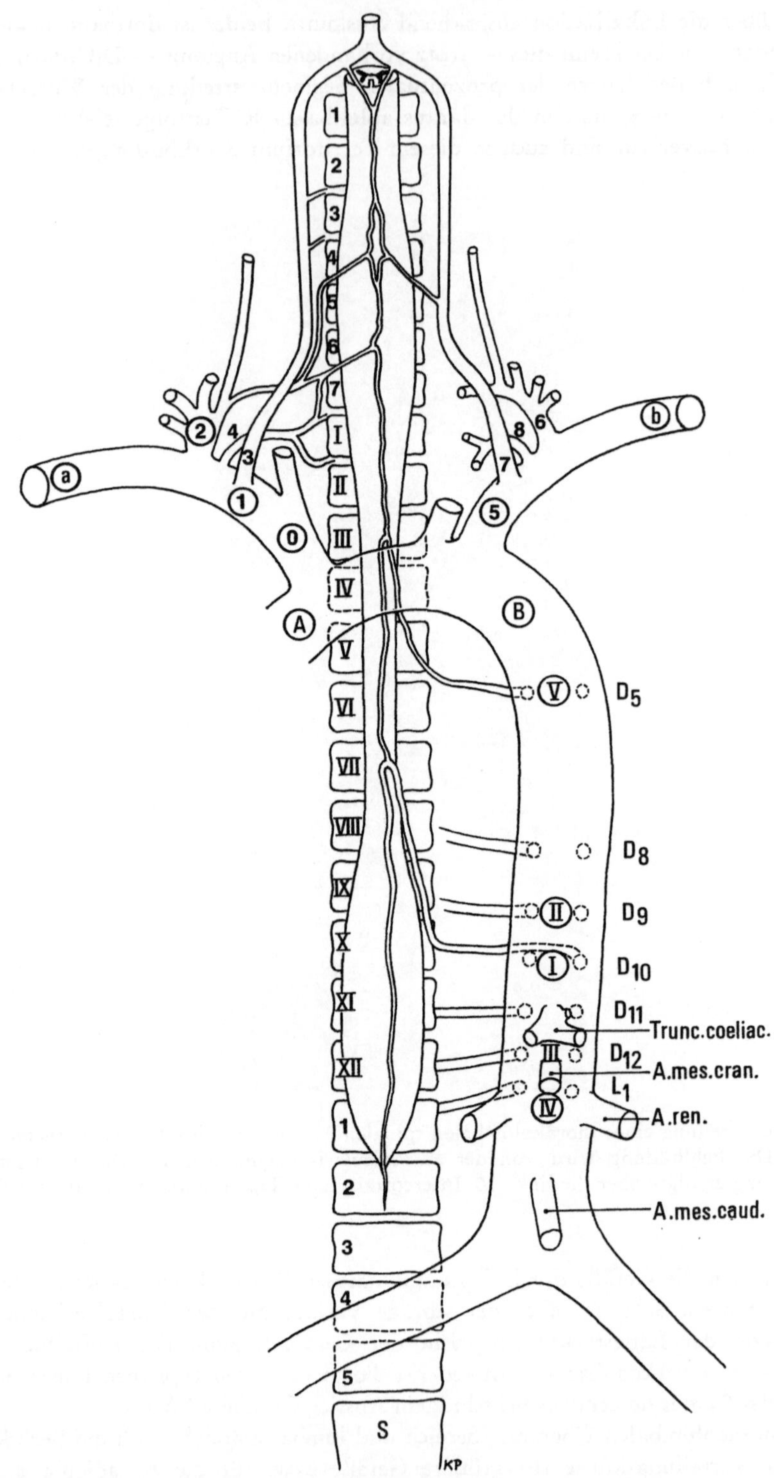
1
2
3
4
5
6
7
I
II
III
IV
V
VI
VII
VIII
IX
X
XI
XII
1
2
3
4
5
S
a
b
A
B
0
1
2
3
4
5
6
7
8
V
II
I
III
IV
D5
D8
D9
D10
D11
Trunc.coeliac.
D12
A.mes.cran.
L1
A.ren.
A.mes.caud.
KP

schon bei der informierenden Aortographie, weil — ungeachtet des klinischen Niveaus — dieses Gefäß meist Anschluß an die Fehlbildung besitzt. Oder man führt unter Monitorkontrolle selektive Probeinjektionen des Kontrastmittels in die erfolgversprechenden Intercostal- bzw. Lumbalarterien unter den von DJINDJIAN et al. beschriebenen Kautelen durch; die hierfür zu empfehlende Reihenfolge ist auf der Abb. 35 dargestellt. Bei unserem zweiten Beispiel (Abb. 34) hat sich das im Lumbosacralmark gelegene und vorwiegend vom Ramus descendens der A. radicularis magna gespeiste Angiom bei der ersten Kontrastmittelinjektion in die linke Intercostalarterie D_{10} dargestellt. Charakteristisch für den Thoracolumbalbereich ist die steil aufsteigende, lange intraspinale Verlaufsstrecke als Folge des Ascensus medullae spinalis und — wenn nicht durch die Angiombildung verwischt — die besonders typische „Haarnadelkurve" der Rami descendentes im Bereiche aller drei Längstrakte.

Der weitere Ausbau der angiographischen Technik für die spinale Diagnostik und die gezieltere Beachtung der spinalen Vascularisation bei entsprechenden Untersuchungen muß nach den ersten Erfahrungen dringend angeraten werden. Abschließend sei auf die auflichtmikroskopische Auswertung der Angiogramme hingewiesen (s. a. TURNBULL et al., 1966), welche bei den ungünstigen Größenrelationen der spinalen Gefäße zur Umgebung eine Bereicherung darstellen dürfte.

Abb. 35. Schema für die spinale Angiographie. Es sind diejenigen Gefäße bezeichnet, in welche bei Katheter-Angiographien die Katheterspitze eingelegen werden soll; bei der Brachialisangiographie mit retrograder Überdruckinjektion des Kontrastmittels (KM) erfolgt die Anflutung des Kontrastmittels über die A. subclavia. Die Ziffernfolge soll zugleich die sinnvolle Reihenfolge von Untersuchungsgängen angeben, welche zur Differenzierung von Zuflüssen oder zur selektiven Darstellung pathologischer Prozesse erforderlich sind

Symbol	Ort der KM-Injektion	Darzustellende Zuflüsse zu den eigentl. Rückenmarksgefäßen
ⓐ	A. subclavia re. (retr.)	A. vertebralis u. beide Trunci rechts
ⓑ	A. subclavia li. (retr.)	A. vertebralis u. beide Trunci links
Ⓐ	Aortenbogen	Aortenbogen mit allen cranialen Abgängen
⓪	A. anonyma	(Anflutg. bei d. Brachialisangiogr. re.)
①	A. subclavia rechts	A. vertebralis u. beide Trunci rechts
②	Trunc. thyreocervic. re.	A. cervicalis ascendents rechts
③	A. vertebralis re.	Rami spinales u. craniocervic. Anastomose
④	Trunc. costocervic. re	A. cervicalis profunda u. A. intercost. I
⑤	A. subclavia links	A. vertebralis u. beide Trunci links
⑥	Tr. thyreocervic. li.	A. cervicalis ascendens links
⑦	A. vertebralis li.	Rami spinales u. craniocervic. Anastomose
⑧	Tr. costocervic. li.	A. cervicalis profunda u. A. intercost. I
Ⓑ	Aorta descendens	Mitstromaortographie
(I)	Aa. intercostal. D 10	Diese Arterien kommen als Ursprungsgefäße für die A. radicularis magna in Frage. Die angegebene Reihenfolge entspricht der statistischen Häufigkeit. Die A. radicul. magna geht häufiger links als rechts ab!
(II)	Aa. intercostal. D 9	
(III)	Aa. intercostal. D 12	
(IV)	Aa. lumbales L 1	
(V)	Aa. intercostal. D 5	(steht symbolisch für fakultative thorakale Zuflüsse)

2. Neurochirurgie

Die gerade in den letzten Jahren aktuell gewordene Verfeinerung der neurochirurgischen Operationstechnik — Verwendung der Lupenbrille bzw. des Operationsmikroskops, der bipolaren Coagulation, eines speziellen Mikroinstrumentariums etc. — ermöglicht eine stärkere Berücksichtigung physiologischer Verhältnisse vorwiegend natürlich durch die Schonung auch feinerer anatomischer Strukturen. Wenn bisher kaum registrierte Gefäßchen bei dem Blick durch das Operationsmikroskop plötzlich beachtenswert erscheinen, wird man bemüht sein, sie nicht zu verletzen. Und dies nicht nur, um Blutungen in den Liquorraum, sondern auch um ischämische Läsionen zu vermeiden.

Bei dem üblichen Zugang von dorsal, also nach einer Laminektomie, sind für den Operateur die Vena mediana spinalis posterior, seitliche Venenkettenfragmente und Anteile des venösen Netzwerkes unschwer zu erkennen. Vom arteriellen System liegen anfangs nur die individuell sehr unterschiedlich ausgeprägten, streckenweise unterbrochenen „Aa. spinales posteriores“ und Äste der Vasocorona vor. Die Arterien überkreuzen die Venen (mit Ausnahme der Wurzelvenen). Von der Vasocorona dringen in der dorsalen Mittellinie die kaliberstärksten Äste der Hinterstränge, die Aa. fissurales, in das Gewebe ein. Bei dorsalen Markspaltungen, etwa bei Freilegung intramedullärer Tumoren oder bei der Commissurotomie, ist also Vorsicht geboten. Sind die Hinterstränge noch funktionstüchtig, so wird man versuchen müssen, zumindest größere Äste mit Hilfe des Operationsmikroskopes zu identifizieren und durch schonende Präparation zu erhalten. Liegt bereits ein einseitiger Funktionsausfall vor, so kann es sich empfehlen, die Dissektion paramedian auf der lädierten Seite vorzunehmen.

Alexander u. Kennedy haben 1939 über einen Patienten berichtet, bei dem es nach einer einfachen Rhizotomie zu einer tödlichen Myelomalacie kam. In diesem Falle besteht zwischen Ursache und Wirkung eine nahezu experimentell klare Beziehung. Aber auch bei Tumorexstirpationen, besonders bei der Entfernung eines Neurinoms, kann die operationsbedingte Ausschaltung einer Wurzelarterie für ein enttäuschendes Endresultat verantwortlich sein. Die Einführung der mikroneurochirurgischen Technik — wobei die optimale Ausleuchtung des Operationsgebietes und das erhöhte Auflösungsvermögen durch die Vergrößerung besondere Erwähnung verdienen — hat bessere Voraussetzungen geschaffen, derartige Komplikationen zu vermeiden. Deshalb soll hier noch einmal auf die speziellen topographischen Beziehungen zwischen Nervenwurzeln und Wurzelarterien unter Operationsbedingungen eingegangen werden.

Die posterolateralen Längstrakte verlaufen oft so dicht unter den aufgefächerten Hinterwurzeln — also in ihren lateralen „Achselhöhlen“ —, daß sie nicht zu sehen sind. Nur gelegentlich geben sie sich durch stärkere Querverbindungen zur „A. spinalis posterior“, durch einen Übertritt auf die Hinterstränge oder durch bogige Ausschwingung nach lateral zu erkennen. Durch Anheben der schräg nach cranial verlaufenden oberen Fasern der bedeckenden Wurzel ist dieser Längstrakt aber immer leicht darzustellen. Verfolgt man ihn nach cranial oder caudal, so läßt sich klären, ob mit einer der benachbarten Wurzeln eine A. radicularis posterior an das Mark herantritt. Diese kann durch leichtes Torquieren der Hinterwurzel meist gut dargestellt und, falls erforderlich, isoliert werden. Handelt es sich bei dem dargestellten Gefäß um eine vollgültige A. radicularis posterior mit Anschluß an den Längstrakt, sollte man es nicht opfern, da bei größerem Kaliber und plötzlichem Ausfall ischämische Läsionen möglich sind. Nach der Verteilungskurve ist besondere Vorsicht am unteren Cervicalmark — besonders an der Wurzel C_7 — und am thoracolumbalen Übergangsbereiche — besonders zwischen D_{11} und L_2 —, aber auch an der Wurzel C_2 geboten. Hier können nämlich kaliberstärkere Zuflüsse (Kategorie II) vorliegen (s. Abb. 7).

Im Bereiche der sogenannten Aa. spinales laterales et anterolaterales haben sich an unseren Präparaten zwar häufig in der Organlängsrichtung verlaufende Ästchen, jedoch nie wirkliche Längsketten finden lassen. Anastomoseneigenschaften müssen ihnen abgesprochen werden. Wir haben sie deshalb begrifflich nicht mehr von der Corona vasorum getrennt. Bei Präparationen am Conus sollten die Rami cruciantes berücksichtigt werden. Wenn Clemens u. Roll (1957, 1958) ihre Funktion richtig beurteilen, könnte eine Läsion dieser Äste wichtige Ausgleichsfunktionen behindern.

Da die Vorderwurzelarterien immer an der Ventralfläche der Wurzeln verlaufen, lassen sie sich bei den oft engen Verhältnissen schwer erreichen. Ihre Schonung ist jedoch ein absolutes Gebot, weil zumindest den großen Gefäßen eine entscheidende Bedeutung für die Rückenmarksdurchblutung zukommt.

Eine Hilfe, diese Gefäße aufzufinden und notfalls freizupräparieren — also z. B. bei Vorderwurzeldurchtrennungen —, stellt ihr meist isolierter Durchtritt durch die Dura dar. In einer Reihe von Fällen, besonders in den thoracolumbalen Abschnitten, sind sie caudal von der Wurzel ohne weitere Manipulationen sichtbar. Im Cervicalbereich können sie auch am oberen Wurzelrande liegen. Mit Hilfe von Häkchen und Dissektor dürften sie in der Regel darstellbar sein. Die Vorderwurzelarterien zeigen eine besonders inhomogene Verteilung über die Segmente (s. Abb. 5). Gefäße der Kategorie I finden sich in unserem Material nur an den Wurzeln C_5 bis C_8 und D_8 bis L_3, am Halsmark ohne Seitenprävalenz, im dritten Territorium vorwiegend linksseitig. Eine Verletzung dieser Gefäße dürfte immer zu irreparablen Gewebsläsionen führen, weil sie meist für ein größeres Gebiet der einzige Zufluß sind und deshalb ihr plötzlicher Ausfall von den Nachbargefäßen nicht kompensiert werden kann (s. auch Lhermitte u. Corbin, 1962). Auch die Gefäße der Kategorie II, deren Bedeutung kaum geringer ist, finden sich bevorzugt in diesen Regionen. Muß in den genannten Segmenten intra- oder extradural weit nach ventral vorgegangen werden, so sollte lieber der Knochen geopfert werden als ein solches Gefäß; das heißt der Zugang sollte möglichst weit angelegt und bei extraduralen Prozessen sicherheitshalber auch die Dura eröffnet werden, um bei den übersichtlicheren intraduralen Verhältnissen die Präsenz eines solchen Gefäßes besser überprüfen zu können.

Die im Kapitel „Spezielle Untersuchungen" geschilderten und abgebildeten Aufzweigungsverhältnisse, die doppelläufigen Strecken und die Inselbildungen im Verlaufe der „A. spinalis anterior", durch welche die Gefäße millimeterweit von der Mittellinie abweichen können, müssen besonders bei Traktotomien bzw. Chordotomien bedacht werden. Im Halsmarkbereiche ist die Gefahr einer Gefäßverletzung wegen zahlreicher Verlaufsvarianten größer als in anderen Rückenmarksabschnitten. Hyndman u. van Epps (1939), Kahn u. Rand (1952), White u. Sweet (1955) sowie Bischof u. Schütte (1965) haben derartige Gefäßverletzungen für Infarzierungen oder ischämische Störungen nach Chordotomien verantwortlich gemacht.

In den letzten Jahren haben die verschiedenen Modifikationen der percutanen stereotaktischen Chordotomie im Cervicalbereiche an Bedeutung gewonnen. Auch bei diesen Eingriffen muß die besondere Vascularisation des Halsmarks bedacht werden. Besondere Gefahren ergeben sich natürlich bei dem Vorgehen von LIN u. GILDENBERG, welche die Coagulationssonde im unteren HWS-Bereiche von ventral einführen. Nach FOX (1968) war eine Verletzung der A. spinalis anterior (blutiger Liquor!) die Ursache für eine Tetraplegie mit Analgesie bei Normaesthesie nach einer technisch einwandfreien cervicalen stereotaktischen Chordotomie.

Auf die ventralen Zugänge zum Spinalkanal, welche in der Neurochirurgie eine immer größere Rolle bei erweiterter Indikationsstellung [10] spielen, muß noch einmal gesondert eingegangen werden. Hierbei sind nämlich nicht nur die eigentlichen Rückenmarksgefäße, sondern auch die extraduralen und extravertebralen Zuflüsse zu berücksichtigen.

Bei dem Vorgehen nach Cloward zum Beispiel, bei dem die medialen Anteile der Bandscheibe reseziert und angrenzende Wirbelkörperanteile weggefräst werden, legt man den ventralen und ventrolateralen Epiduralraum frei. Sowohl bei der Ausräumung protrusionierten bzw. sequestrierten Bandscheibengewebes als auch bei dem Abtragen pathogenetisch relevanter Randwülste oder bei der Entfernung von Tumoren sind Gefäßverletzungen oder Gefäßkoagulationen nicht immer zu vermeiden. Betreffen diese Alterationen medial gelegene oder sonstige, nur der Versorgung des Epiduralraumes dienende Arterien, so ergeben sich wegen der ausgiebigen Kollateralversorgung und der Unwichtigkeit der betroffenen Bindegewebsstrukturen keine nennenswerten Folgen. Es können auf diesem Wege aber auch Rami spinales im Bereiche der Foramina intervertebralia oder Aa. nervomedullares im Zusammenhang mit den Wurzeln erreicht werden (s. Abb. 36). Wird hier nun der Blutdurchfluß plötzlich unterbrochen, so kann es durchaus zu ischämischen Markschädigungen kommen. Entweder liegen in diesen Fällen die von CLEMENS angeführten extraduralen Anastomosen nicht vor oder sie sind von der Läsion mitbetroffen oder die Zeit reicht für das Ingangkommen einer suffizienten (!) Kollateralversorgung nicht aus. Uns selbst ist eine Patientin bekannt (Berliner Krankengut), bei der im Verlaufe einer extraduralen Radikolyse bei schwerer cervicaler Osteochondrose ein Ramus spinalis coaguliert werden mußte; postoperativ lag eine Tetraplegie vor.

Genauere Angaben über den Verlauf dieser Gefäße finden sich im Abschnitt „Arterielle extravertebrale und extradurale Zuflüsse“ (S. 4 u. 21); weitere Feststellungen hierzu sind auch bei der Besprechung der orthologischen Probleme und der diagnostischen Konsequenzen vorweggenommen worden (s. dort). In diesem Zusammenhang kann nicht eindringlich genug auf die Tatsache hingewiesen werden, daß die großen Zuflüsse für die cervicale Intumescenz entgegen anderen Darstellungen auch direkt aus der A. vertebralis entspringen können (in den anderen Fällen gehen sie von der A. cervicalis ascendens des Truncus thyreocervicalis oder von der A. cervicalis profunda des Truncus costocervicalis ab). Als klinisches Beispiel kann der Fall von TÖNNIS genannt werden, bei dem im Anschluß an eine zwangsweise durchgeführte Vertebralisunterbindung eine Querschnittslähmung auftrat [11]. Aus diesem Grunde sollten besonders bei dem ventrolateralen Vorgehen nach VERBIEST mit Isolierung und Verlagerung der A. vertebralis aus den Processus costotransversarii die indivi-

---

[10] (z. B. CLOWARD: Chordotomie; VERBIEST: A. vertebralis-Dekompression; MENZEL, PENZHOLZ, PISCOL: Tumorexstirpation; u. a.)

[11] (zitiert bei BISCHOF u. NITTNER, 1966)

duellen Abgänge der Rami spinales möglichst schon vor der Operation arteriographisch untersucht und intraoperativ streng beachtet werden.

Grundsätzlich muß festgestellt werden, daß wegen der Versorgung des Rückenmarks durch Partialkreisläufe jedem Zufluß zum Rückenmark eine entscheidende Bedeutung zukommen kann, da über die Funktionstüchtigkeit der Anastomosen in vivo keine Aufschlüsse zu erlangen sind. Bei plötzlichem Ausfall eines Zuflusses kann eine ausreichende Kompensation nur dann erwartet werden, wenn es sich dabei um ein kleines Gefäß handelt.

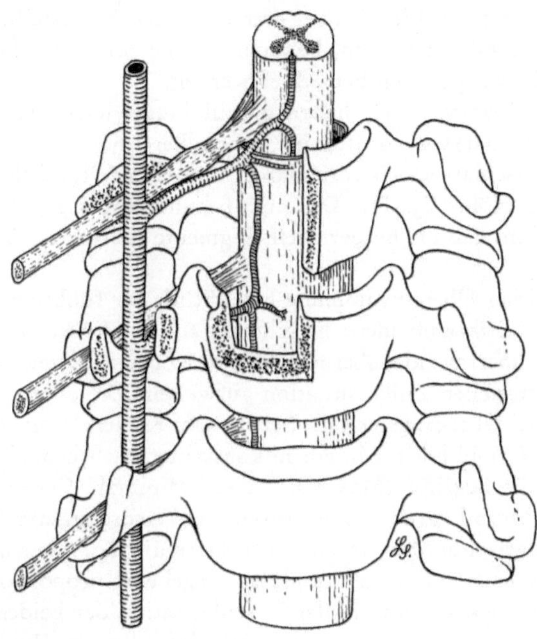

Abb. 36. Schematische Darstellung von Zuflüssen aus der A. vertebralis zum Spinalkanal und Halsmark: Rami spinales, einmal mit Fortsetzung in eine A. nervomedullaris und A. radicularis anterior bis zur Aufzweigung in die „A. spinalis anterior" sind eingezeichnet. (Die Rami spinales können im Cervicalbereich auch der A. cervicalis ascendens oder profunda entspringen). Die Skizze soll den grundsätzlichen Verlauf dieser Gefäße in seiner Bedeutung für ventrale und ventrolaterale Zugänge zum Spinalkanal deutlich machen

Welche Bedeutung der Berücksichtigung extravertebraler Zuflüsse zum Rückenmark bei allgemeinchirurgischen Eingriffen an den großen Gefäßen, besonders der Aorta, aber auch an paravertebralen Strukturen zukommt, geht aus der umfassenden Arbeit von Adams u. Gertruyden (1956) sowie aus der Monographie von Heberer, Rau u. Löhr (1966) hervor.

Die Läsion spinaler Venen kann zwar bei ungünstigen Druckverhältnissen zu unangenehmen Blutungen führen, scheint aber bei umschriebener Abflußstörung wegen der optimalen Ausbildung kollateraler Drainagegefäße kaum funktionelle Konsequenzen zu haben.

Bei der jüngst wieder propagierten Schmerz-Commissurotomie sollte jedoch die Isolierung und Verlagerung der V. mediana spin. post. mit größter Sorgfalt erfolgen; auch die großzügige Durchtrennung der Commissur über mehrere Segmente mit einem einzigen Schnitt sollte zugunsten mikroneurochirurgischer Präparation und konsekutiver Durchtrennung überschaubarer Abschnitte aufgegeben werden. Nach eigenen Erfahrungen ist so die weitgehende Schonung nicht nur der V. mediana, sondern auch größerer Vv. fissurales möglich. Die Befunde von JELLINGER, von SORGO und von STOCHDORPH nach spontanen Abflußstörungen lassen zumindest die Befürchtung aufkommen, daß auch artefizielle Drainageunterbrechungen über längere Strecken zu Parenchymalterationen führen können.

III. Allgemeine klinische Aspekte

Bestimmte Resultate, welche sich bei orthologischen Fragestellungen unauffällig in eine Reihe von Befunden einfügen, bekommen eine besondere Bedeutung, wenn sie unter klinischen Gesichtspunkten betrachtet werden.

LHERMITTE u. CORBIN (1962) haben darauf hingewiesen, daß an den von ihnen untersuchten Rückenmarkspräparaten im Ventralbereiche schlecht vascularisierte Abschnitte mit gut vascularisierten regelmäßig abwechseln. Ihr bekanntes Schema vermerkt Zuflüsse in Höhe C_5, D_4, D_{10} und fakultativ bei L_5. Die Autoren weisen allerdings darauf hin, daß die bezeichneten Segmente stellvertretend für ihre Regionen stehen.

Bei grundsätzlicher Übereinstimmung hinsichtlich der funktionellen Auswirkungen müssen wir doch Kritik anmelden: Es gibt einfach am Rückenmark nur zwei Territorien, welche eine überragende, überindividuelle Konstanz zumindest in der Pauschalbetrachtung der arteriellen Zuflußsituation aufweisen: Die untere Cervicalregion und die thoracolumbale Übergangsregion! Man kann KUHLENDAHL (1966) nur zustimmen, wenn er den Grund hierfür in einem konstanten Mehrbedarf gegenüber der Umgebung sieht und die Begriffe „Maximal"- und „Minimal"-Versorgung ablehnt. Auch wir sehen keinen Grund, primär eine besondere Versorgungsart der anderen vorzuziehen. Die Vascularisation der von uns untersuchten Präparate scheint uns „adäquat" zu sein, weil Zahl und Kaliber der Zuflüsse umgekehrt proportional korreliert sind. Daß die überindividuelle Konstanz der Vascularisation der beiden genannten Regionen auf die Anschwellungen bezogen ist, unterliegt keinem Zweifel. Die besondere Situation an der lumbalen Intumescenz — Zufluß „vom oberen Rande" her über einen auffallend großen Ramus descendens — muß als funktionell günstig angenommen werden, da sie sich nach embryologischen Untersuchungen (s. Literaturteil) erst durch „progressive Desegmentation" (s. JELLINGER, 1966) herausbildet.

In unserem Material fand sich zwischen diesen beiden Territorien in 22% der Fälle kein weiterer Zufluß; in 24% lagen dagegen mehr als eine Arterie vor. Gerade an den plurisegmental versorgten Präparaten ergaben sich bei den Kalibermessungen besonders kleine Werte (100 μ und weniger) und bei den Durchströmungsversuchen unerwartete Schwierigkeiten: Von den kleinen Gefäßen ließ sich kein angrenzendes Territorium kompensierend mitversorgen; im Gegenteil, sie behinderten nur den Zufluß vom nächstgrößeren aus. Bei paucisegmental versorgten Präparaten gelang dies dagegen regelmäßig! Passagebehinderung kombiniert mit auffälligen Engpässen fand sich in 8% der Fälle. (Da einige Präparate nicht zu beurteilen waren, weil sich die entscheidenden Gefäßchen nicht katheterisieren ließen, dürfte die Zahl derartiger Fälle eher etwas größer sein.)

Dagegen ließen sich Mangelfüllungen bei niedrigem Infusionsdruck an den langschenkligen Intermediärstrecken, also bei paucisegmentaler Versorgung, deutlicher erkennen, und zwar in 10% der Fälle.

Das heißt aber: die plurisegmentale Versorgung kann sich durchaus bei plötzlichem Kompensationsbedarf, die paucisegmentale in hämodynamischen Krisensituationen als ungünstig erweisen.

Berücksichtigt man diese funktionell-anatomischen Möglichkeiten, welche im wesentlichen durch die Existenz oder das Fehlen zwischengeschalteter Wurzelarterien in Höhe des mittleren Hals- oder Brustmarks realisiert werden, so lassen sich die weiter vorn genannten Territorien noch untergliedern. Es ergeben sich dann am Rückenmark bestimmte Bereiche, welche sich durch charakteristische Zuflußsituationen unterscheiden:

1. Die „obligaten Vasoafferenzbereiche I und II", das sind die untere Cervicalregion (C_5—C_8) und die thoracolumbale Übergangsregion (D_9—L_2). Hier treten jeweils die für die Versorgung der Intumescenzen und darüber hinaus meist für das ganze Organ relevanten Wurzelarterien an das Rückenmark heran.

2. Die „fakultativen (und modifizierenden) Vasoafferenzbereiche I und II", das sind die mittlere Cervical- (C_3—C_4) und mittlere Thoracalregion (D_4—D_8). Hier können zusätzlich Wurzelarterien in unterschiedlicher Zahl und Größenordnung an das Rückenmark herantreten und durch die Ausbildung ihrer Partialkreisläufe sowohl die Art der Gesamtzirkulation als auch die Kompensationsmöglichkeiten erheblich modifizieren.

3. Die „Vasodefizienzbereiche I und II", das sind die hochthoracale (D_1—D_3) und die lumbosacrale Region (L_3—Co), welche für die Beurteilung der Rückenmarksdurchblutung kaum eine Rolle spielen.

4. Eine Sonderstellung nimmt der hochcervicale Bereich ein (siehe Seiten 35—37 und Seite 38). Hier treten zwar immer Gefäße in Form der Rr. descendentes der Aa. vertebrales (bzw. Aa. cerebelli inferiores posteriores oder Aa. radiculares posteriores C_2) ein- oder doppelseitig an das oberste Halsmark heran, ihre Zahl, ihr Kaliber und ihre Reichweite variieren jedoch erheblich. Nach den beschriebenen Untersuchungen besitzen sie für die allgemeine Rückenmarksdurchblutung meist eine weitaus geringere Bedeutung als üblicherweise angenommen. Wir bezeichnen diesen Bereich deshalb als „variablen Vasoafferenzbereich C_1/C_2".

Da eine genaue Bezeichnung der Zuflüsse zum Rückenmark zu umständlich ist (abweichend von der Situation am Gehirn), vereinfachende Festlegungen auf ausgewählte Gefäße den tatsächlichen Verhältnissen aber nicht gerecht werden und zu falschen Vorstellungen führen, sollen die von uns benutzten Bezeichnungen für die verschiedenen Bereiche zur Lösung des damit entstandenen Problems der Verständigung beitragen.

Für die Klinik ergeben sich aus der Art der spinalen Zirkulation und aus der Lokalisation der Zuflüsse Konsequenzen. Die Existenz und die Disposition der Partialkreisläufe bilden unter den geeigneten pathogenetischen Bedingungen die Voraussetzung sowohl für das Auftreten von ischämischen Läsionen im Zentrum betroffener Versorgungsgebiete, also von Kerninfarkten, als auch von hämodynamischen Störungen in zirkulatorischen Grenzbereichen; letztere allerdings ohne Prädilektion für einheitlich festzulegende Segmente. Ohne die Existenz von Partialkreisläufen wären umschriebene Kerninfarkte infolge des Ausfalls von Wurzelarterien undenkbar. Aber auch das Auftreten rezidivierender partieller Ausfälle in Abhängigkeit von allgemeinen Kreislaufstörungen wäre ohne sie nur schwer zu erklären. Lokalisation, Ausdehnung und Grad des Schadens hängen von den individuellen Gegebenheiten und der

Ursache ab. Sowohl nach der Literatur (z. B. WOLF, 1966; GRUNER u. LAPRESLE, 1962; GARCIN et al., 1962) als auch nach eigenen Auswertungen stehen die Kerninfarkte bzw. ihre Äquivalente zahlenmäßig ganz im Vordergrund. Daß aber Grenzzoneninfarkte — und Äquivalente — sowohl auf den Längsschnitt als auch auf den Querschnitt bezogen in der Humanpathologie ebenfalls eine Rolle spielen, dafür dürften jetzt ausreichende Beweise vorliegen (stellvertretend seien besonders ZÜLCH, 1954,

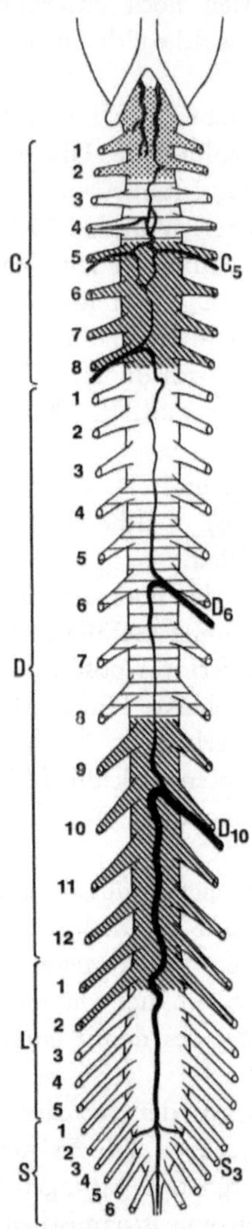

Abb. 37. Schematische Darstellung eines individuellen Beispiels für die spinale Vascularisation. Verlauf und Form der Aa. radiculares anteriores und der „A. spinalis anterior" sollen den Versorgungsmodus (Partialkreisläufe) verdeutlichen. Zusätzlich sind die im Text erläuterten überindividuellen und auf die Gesamtversorgung bezogenen Vasoafferenzbereiche markiert
= variabler Vasoafferenzbereich
= fakultative Vasoafferenzbereiche I und II
= obligate Vasoafferenzbereiche I und II
= Vasodefizienzbereiche I und II

1962, 1966 und LAZORTHES et al., 1962 genannt). Der Verfasser konnte zeigen, daß sich die Partialkreislaufsituation auch an den Grenzen von Kerninfarkten widerspiegeln kann (PISCOL u. REMAGEN, 1969).

Diese Vorgänge besitzen natürlich auch für die Pathogenese andersartiger Erkrankungen im Bereiche des Spinalkanals Bedeutung. Der Anteil zirkulatorischer Störungen an der Symptomatik von Rückenmarkstumoren (s. RECHT, 1965; LAUSBERG, 1968; PISCOL, 1971), cervicalen Osteochondrosen (s. KUHLENDAHL, 1966; PENZHOLZ, 1967), spinalen Traumen (s. D. TÖNNIS, 1963; JELLINGER, 1966) und anderen Krankheitsbildern bedarf allerdings noch der endgültigen Klärung.

Bestimmte Regeln dürften jedoch grundsätzlich beachtenswert sein: Der plötzliche komplette Ausfall von größeren Zuflüssen zu den „obligaten Vasoafferenzbereichen" bzw. von Arterien in diesem Bereiche selbst birgt immer die Gefahr einer Myolomalacie in Form des Kerninfarktes in sich, weil eine suffiziente Kompensation aus der Umgebung kaum möglich ist. In den „fakultativen Vasoafferenzbereichen" ist bei dem Verschluß eines größeren zuführenden Gefäßes zumindest die Chance für eine solche Kompensation gegeben; bei dem Ausfall kleinerer Wurzelarterien besteht wohl immer die Möglichkeit einer Mitversorgung aus der Nachbarschaft. Bei partiellen oder langsam progredienten Zuflußbehinderungen hängt der Kompensationsgrad ganz von den individuellen Anastomoseneigenschaften des spinalen Gefäßsystems ab.

Sieht man von extravertebralen Ursachen ab, so können ischämische Fernschäden im Rückenmark — also solche, die getrennt vom Ort des ursächlichen Prozesses auftreten — nur dann erwartet werden, wenn dieser Prozeß auf große Wurzelarterien oder deren Hauptäste einwirkt. Es kommen also auch hierfür vorwiegend in den „obligaten Vasoafferenzbereichen" lokalisierte Ursachen in Frage. In den sogenannten „Vasodefizienzbereichen", also im oberen bis mittleren Thoracal- und im Lumbosacralbereich, können gleichartige Prozesse zwar lokale Durchblutungsstörungen, aber niemals Fernschäden hervorrufen, weil sie sich an vasculären Endstrecken abspielen. Auch in „fakultativen Vasoafferenzbereichen" ist dies wegen der jeweiligen Nachbarschaft zuflußreicher Rückenmarksabschnitte kaum möglich.

Besteht — bei umgekehrter Betrachtung — der klinische Verdacht auf eine ischämische Läsion innerhalb eines „obligaten Vasoafferenzbereiches", so muß die Ursache hierfür in unmittelbarer Nähe bzw. an den direkten Zuflüssen vermutet werden. Richtet sich der Verdacht dagegen auf eine solche Läsion in einem „Vasodefizienzbereich", so ist das Vorliegen eines Fernschadens nach statistischen Gesichtspunkten wahrscheinlicher (s. oben). Bei zirkulationsbedingten Läsionen in „fakultativen Vasoafferenzbereichen" kann es sich sowohl um Kernischämien als auch um Fernschäden handeln.

Kommt eine umschriebene, eventuell sogar operativ zu behandelnde Ursache für derartige Störungen in Frage (etwa eine extramedulläre bzw. extradurale Gefäßkompression durch einen Tumor, eine Bandscheibenprotrusion, eine endogene oder traumatische Einengung des Foramen intervertebrale usw.), sollte die Diagnostik aus rationellen Erwägungen zuerst auf die „obligaten Vasoafferenzbereiche I und II", also den unteren Cervical- und den thorako-lumbalen Übergangsbereich ausgerichtet sein. Die weiteren Schritte ergeben sich dann aus den dargelegten Prinzipien der spinalen Vascularisation und Zirkulation. Die Kenntnis dieser Gesetzmäßigkeiten und Regeln ist also nicht nur von allgemeiner, sondern auch von praktischer Bedeutung für die Beurteilung spinaler Zirkulationsstörungen.

E. Zusammenfassung

Sinn der vorliegenden Monographie ist die Überprüfung bekannter und die Mitteilung neuer Befunde zur spinalen Vascularisation und Zirkulation als Grundlage für 1. orthologische, 2. neuroradiologisch-neurochirurgische und 3. allgemein klinische Betrachtungen.

Es wurden 50 Rückenmarkspräparate von Erwachsenen und 12 von Früh- und Neugeborenen untersucht. Diese Untersuchungen werden in drei Gruppen unterteilt: Deskriptive Untersuchungen, Gefäßmessungen und Durchströmungsversuche.

A. Die deskriptiven Untersuchungen und ihre Ergebnisse lassen sich folgendermaßen zusammenfassen:

1. Erfassung der Rückenmarksgefäße nach ihrer Zahl, ihrer Größe und ihrer segmentalen Verteilung.

Dabei ergibt sich eine Gliederung in vier spezielle Zuflußterritorien: a) ein zuflußreiches cervicales Territorium mit unterschiedlicher Zahl-Kaliber-Relation ohne Seitenprävalenz der Wurzelarterien, b) ein zuflußärmeres thoracales Territorium mit meist kleinen Wurzelarterien, c) ein zuflußreiches thoracolumbales Territorium, welches durch den Zutritt der A. radiculis magna charakterisiert ist und Linksseitenprävalenz der Zuflüsse zeigt und d) ein lumbosacrales Territorium ohne wesentliche Zuflüsse.

2. Morphologische Beschreibung des Verlaufes, der Aufzweigungen und der Anastomosenbildungen der Rückenmarksarterien.

Die Befunde weisen auf ein bestimmtes Kreislaufverhalten mit entgegengesetzten Blutstromrichtungen innerhalb der arteriellen Längstrakte hin. Die Befunde dienen außerdem als Basis für Empfehlungen zur diagnostischen und neurochirurgischen Tätigkeit.

3. Besondere Beurteilung der Abgangsrichtung von Gefäßästen, speziell der Sulcusarterien. Mikropräparatorische Befunde und Ergebnisse an Plastoid-Ausgußpräparaten stehen im Vordergrunde.

Da die Abgangsrichtung der Gefäßäste strenge Gesetzmäßigkeiten erkennen läßt, sprechen die Befunde für eine festgelegte, nicht ständig wechselnde Blutstromrichtung. An den Sulcusarterien ergibt sich eine Einteilung in besondere Abgangstypen.

B. Die systematische auflichtmikroskopische Ausmessung der Rückenmarksarterien führt zu folgenden Ergebnissen: Die Wurzelarterien weisen eine zahlenmäßig belegbare kontinuierliche Verjüngungstendenz von der Duradurchtrittsstelle bis zu den Rami ascendentes et descendentes auf; im Verlaufe der arteriellen Längstrakte finden sich regelmäßig sogenannte „engste Stellen“, und an den Sulcusarterien sind regional signifikante Kaliberunterschiede zu erkennen.

C. Durchströmungsversuche an den Rückenmarksarterien mit Farbstofflösungen unter auflichtmikroskopischer Kontrolle und mit Röntgenkontrastmitteln in serienangiographischer Technik führen zu funktionell-anatomisch interessanten Ergebnissen. Einerseits bestätigt sich die Gliederung des Gefäßsystems in Durchströmungseinheiten, andererseits fallen unterschiedlich ausgeprägte Mangeldurchströmungen in verschiedenen Gefäßabschnitten bzw. Versorgungsprovinzen an unterschiedlich vascularisierten Präparaten unter variierten Versuchsbedingungen auf.

Als wesentliche Ergebnisse der Auswertung und Diskussion lassen sich folgende Punkte herausstellen:

Aus orthologischer Sicht stellt die Durchblutung des Rückenmarks über Partialkreisläufe den typischen Versorgungsmodus dar. Die Lokalisation und Ausdehnung der Partialkreisläufe hängt von den individuellen Gegebenheiten ab. Auf Einzelsegmente festgelegte Grenzen müssen abgelehnt werden. Funktionelle Grenzsituationen finden sich gehäuft im oberen Thoracalbereich. In den arteriellen Längstrakten wird ein äußerst wichtiger Druckausgleichmechanismus als ständig beanspruchtes Wirkungsprinzip gesehen. Die Funktion als Längsanastomosenkette muß von der individuellen Ausgestaltung und vom Zeitfaktor der Beanspruchung abhängig gemacht werden.

Aus praktischer Sicht wird auf die Grundlagen und die Bedeutung der angiographischen Technik für die Rückenmarksdiagnostik sowie auf die Bedeutung der morphologischen Besonderheiten für neurochirurgische Operationen hingewiesen. Durch die Einführung der mikrochirurgischen Technik sind die Anforderungen an die präparatorische Leistung des Neurochirurgen weiter gestiegen. Die genaue Kenntnis der Rückenmarksvascularisation stellt die unabdingbare Voraussetzung dafür dar, daß wichtige Gefäße bei spinalen Operationen identifiziert und geschont werden. Für die ventralen Zugänge zum Spinalkanal ergeben sich durch die Lokalisation und den Verlauf der Rami spinales und der Aa. nervomedullares besondere Konsequenzen.

Da die Zuflußsituation am Rückenmark starken individuellen Schwankungen unterliegt, aus didaktischen und praktischen Gründen aber eine prägnante Charakterisierung des Versorgungsmodus erforderlich ist, wird eine Gliederung des Rückenmarks in Abschnitte mit unterschiedlicher Bedeutung für den Blutzufluß eingeführt. Danach lassen sich folgende Bereiche unterscheiden:

1. der variable Vasoafferenzbereich (C1/C2),
2. die obligaten Vasoafferenzbereiche I u. II (C5—C8 u. D9—L2),
3. die fakultativen Vasoafferenzbereiche I u. II (C3—C4 u. D4—D8) und
4. die Vasodefizienzbereiche I u. II (D1—D3 u. L3—Co).

Diese Unterteilung spiegelt einerseits das physiologische Prinzip einer zugleich adäquaten und ökonomischen Versorgung wider; andererseits impliziert sie bestimmte Voraussetzungen für pathophysiologische Phänomene: so werden sich die Folgen von Gefäßstenosen oder -obstruktionen in der Regel in den Vasoafferenzbereichen einstellen (Kerninfarkte), allgemeine hämodynamische Krisensituationen dagegen hauptsächlich in den Vasodefizienzbereichen auswirken, wobei zu letzteren naturgemäß auch nicht näher bezeichnete Grenzzonen zwischen Vasoafferenzbereichen zählen (Grenzinfarkte). Die Bedingungen für einen Grenzinfarkt sind allerdings viel seltener gegeben als für einen Kerninfarkt.

Auf die Beteiligung zirkulatorischer Störungen an der Symptomatik von Rückenmarkstumoren, cervicalen Osteochondrosen, spinalen Traumen und anderen neurologisch-neurochirurgischen Krankheitsbildern wird hingewiesen.

Literatur

ABRAHAM, J., MARGOLIS, G., O'LOUGHLIN, J. C., MALGARTY, W. C.: Differential reactivity of neural and extraneural vasculature. I. Role in the pathogenesis of spinal cord damage from contrast media in experimental aortography. J. Neurosurg. **25**, 257—269 (1966).

ADAMKIEWICZ, A.: Über die mikroskopischen Gefäße des menschlichen Rückenmarkes. Trans. Int. Med. Congr., 7th Sess., London 1, 155—157 (1881).

— Die Blutgefäße des menschlichen Rückenmarkes. I. Die Gefäße der Rückenmarksubstanz. Sitz.ber. Akad. Wiss. Wien, Math.-nat. Kl. **84**, 469—502 (1881).

— Die Blutgefäße des menschlichen Rückenmarkes. II. Die Gefäße der Rückenmarksoberfläche. Sitz.ber. Akad. Wiss. Wien, Math.-nat. Kl. **85**, 101—130 (1882).

ADAMS, H. D., VAN GEERTRUYDEN, H. H.: Discussion. Ann. Surg. **144**, 610 (1956).

— Neurological complications of aortic surgery. Ann. Surg. **144**, 574—609 (1956).

ALAJOUANINE, TH., HORNET, TH.: Le ramollissement aigu de la moelle (un cas anatomoclinique ayant évolué sous l'aspect d'une Lésion médullaire transverse chez une femme âgée, artéreiosclėreuese). Rev. Neurol. **67**, 400—407 (1937).

— — ULLMANN, M., DELORRE, J.: Ramollissement médullaire au-dessus d'une tumeur extradurale métastatique par compression des vaisseaux radiculaires correspondants. Rev. Neurol. **69**, 169—175 (1938).

ALEXANDER, A.: Zur Kenntnis der Rückenmarksveränderung nach Verschluß der Aorta abdominalis. Z. klin. Med. **58**, 247—261 (1906).

ALEXANDER, L., KENNEDY, P. C.: Myelomalacia following rhizotomy and its relation to the circulation of the spinal cord. Trans. Amer. Neurol. Ass. 135—137 (1939).

ANTONI, N.: Zwei Fälle von Rückenmarkserweichung mit Sektion. Sv. Läkärtidn. 1941, 1913—1930. Ref.: Zbl. ges. Neurol. Psychiat. **102**, 72 (1942).

BARTSCH, W.: Frühstadien der spinalen Mangeldurchblutung. Nervenarzt **25**, 482—486 (1954).

— Die Durchblutung des Rückenmarks und ihre klinischen Störungen. Hab. Schrift Würzburg 1960.

— Klinik der spinalen Durchblutungsstörungen. Acta neurochir. (Wien) Suppl. **VII**, 255—260 (1961).

— Résultats du traitement conservateur des troubles circulatoires médullaires. Rev. Neurol. **106**, 722—725 (1962).

— Diskussion. Tgg. Dtsch. Ges. Neurol. Wiesbaden 19.—20. 4. 1966. Verh. dtsch. Kongr. inn. Med. **72**, 1103—1104 (1966).

— HOPF, H. C.: Neue Beobachtungen über die Beziehungen zwischen Herzleistung und Rückenmarkskreislauf. Dtsch. Z. Nervenheilk. **184**, 288—307 (1963).

— SWANK, R. L.: Der Effekt von Herzleistung und Blutdruck auf die Hämodynamik der spinalen Durchblutung. Verh. dtsch. Kongr. inn. Med. **72**, 1105—1110 (1966).

BATLEY, A. A.: Changes with age in the spinal cord. Arch. Neurol. Psychiat. (Chic.) **70**, 299—309 (1953).

BECK, K.: Das Syndrom des Verschlusses der vorderen Spinalarterie. Dtsch. Z. Nervenheilk. **167**, 164—186 (1952 a).

— Zur Kasuistik der Zirkulationsstörungen im Gebiet der vorderen Spinalarterie. Dtsch. Z. Nervenheilk. **168**, 173—182 (1952 b).

BERNSMEIER, A.: Die Zirkulationsstörungen des Rückenmarks. In: G. BODECHTEL: Differentialdiagnose neurologischer Krankheitsbilder. Stuttgart: Thieme 1963, S. 320—332.

BISCHOF, W., NITTNER, K.: Zur Klinik und Pathogenese der vaskulär bedingten Myelomalazien. Neurochirurgia **8**, 215—231 (1965); **9**, 28—40 (1966).

— SCHÜTTE, W.: Komplikationen nach Chordotomien. Zbl. Neurochir. **25**, 233—243 (1965).

Bodechtel, G., Mittelbach, F.: Zur Differentialdiagnose einiger seltener Querschnittsaffektionen des Rückenmarks. Dtsch. Z. Nervenheilk. **186**, 41—57 (1964).

— Schrader, A.: Die Zirkulationsstörungen am Rückenmark einschließlich des Rückenmarkstraumas und der Caisson-Krankheit. In: Hdb. inn. Med., Bd. V, S. 454—479, 4. Aufl. Berlin-Göttingen-Heidelberg: Springer 1957.

Bolton, B.: The blood supply of the human spinal cord. J. Neurol. Psychiat. **2**, 137—148 (1939).

Boudin, G., Pepin, B., Barbizet, J., Labram, C.: Syndrome de l'hemimoelle gauche par thrombose de la portion initiale de l'artére vertébrale chez un porteur d'une thrombose aucienne de la sous clavière gauche. Bull. Méd. Hôp. Paris **75**, 164—170 (1959).

Bradac, G. B., Bachmann, D., Bouchard, G., Moltke, A. v.: Die spinale Angiographie. Indikation und kasuistische Mitteilung. Neurochirurgia **14**, 93—97 (1971).

Brenner, H., Jellinger, K., Prosenz, P., Tschabitscher, H.: Inkomplettes Querschnittssyndrom im unteren Halsmark nach traumatischer Subclaviathrombose. Mschr. Unfallheilk. **68**, 522—533 (1965).

Brihaye, J.: Rappel anatomique de la vascularisation spinale. Acta neurol. belg. **61**, 227—232 (1961).

Bücheler, E., Düx, A., Venbrocks, H. P.: Die direkte Venographie bei lumbalen Bandscheibenhernien. Fortschr. Röntgenstr. **109**, 593 (1968).

Capon, A.: Les regulations vasculaires dans la moelle épinière. Acta neurol. belg. **61**, 227—232 (1961).

Chakravorty, B. G.: Arterial supply of the cervical spinal cord and its relation to the cervical myelopathy in Spondylosis. Annals Royal Coll. Surg. **45**, 232—251 (1969).

Clara, M.: Das Nervensystem des Menschen (3. Aufl.). Leipzig: J. A. Barth (1959).

Clemens, H. J.: Beitrag zur Histologie der Plexus venosi vertebrales interni. Z. mikr.-anat. Forsch. **67**, 183—189 (1961 a).

— Die Venensysteme der Wirbelsäule des Menschen. Berlin: De Gruyter 1961 b.

— Über die Gefäßverhältnisse in den Foramina intervertebralia. In: H. Junghanns: Die Wirbelsäule in Diagnostik und Therapie. Bd. **25**, S. 110—113. Stuttgart: Hippokrates 1962.

— Beitrag des Morphologen zum Problem der spinalen Mangeldurchblutung. Verh. dtsch. Kongr. inn. Med. **72**, 1059—1080 (1966).

— Noeske, K., Roll, D.: Die arterielle Versorgung der menschlichen Wirbelsäule und des Rückenmarks. In: Zur funktionellen Pathologie und Therapie der Wirbelsäule. Hrsg.: K. H. Heine. Berlin: Verl. f. prakt. Med. 1957, S. 13—32.

Corbin, J. L.: Artères de la moelle et pathologie ischêmique médullaire. Presse méd. **69**, 1271—1274, 1341—1344 (1961).

— Anatomie et pathologie artérielles de la moelle. Paris: Masson et Cie 1961.

— Les lésions médullaires de la coarctation aortique. Coeur Méd. Intern. **2**, 63—75 (1963).

Csanaky, A.: Durchblutungsänderungen des Rückenmarkes bei experimenteller Querschnittslähmung. In: Traumatische Querschnittslähmungen, WS-Band **42**, S. 45—50. Stuttgart: Hippokrates 1969.

Despronges-Gotteron, R.: Contribution à l'étude de la ischiadique paralysante. Thèse Paris 1955.

Djindjan, R., Dumesnil, M., Faure, C., Tavernier, C.: Angiome médullaire dorsal. Etude clinique et artériographique. Rev. neurol. **108**, 432—434 (1963).

Djindjan, F., Faure, C., Hurth, M.: Explorations artériographique des anévrysmes artérioveineux de la moelle épinière. Paris: Masson et Cie 1966.

— Houdart, R., Hurth, M.: Les angiomes de la moelle. Paris: Editions Sandoz 1969.

DiChiro, G., Doppman, J., Ommaya, A. K.: Selective Arteriography of Arteriovenous Aneurysms of Spinal Cord. Radiology **88**, 1065—1077 (1967).

Dressler, F., Schliack, H., Wende, S.: Halsmarkangiom mit rezidivierenden Insulten. Dtsch. med. Wschr. **93**, 1852—1855 (1968).

Epstein, B. S.: The myelographic demonstration of the anterior spinal and radicular arteries. Amer. J. Roentgenol. **91**, 427—430 (1964).

Erbslöh, F.: Das Zentralnervensystem bei Krankheiten des Herzens und der Lungen. In: Hdb. spez. path. Anat. Histol. Bd. XIII/2 B, S. 1327—1428. Berlin-Göttingen-Heidelberg: Springer 1958 a.

FACON, E., CONSTANTINESCO, C.: Les troubles médullaires dans les altérations arthrosiques vertébrales. Rôle du facteur vasculaire dans le processus de la pathologie médullaires. Rev. neurol. 106, 719—722 (1962).

FAZIO, C.: L'angioarchittetonica del midollo spinale umano e i suoi rapporti con la ciromielo-archittetonica. Riv. Pat. nerv. ment. 52, 252—291 (1938).

FERRI, E., FRIGNANI, L.: Osservazioni sulla modalità passaggio delle arterie e vene radicolari attraverso la parete della dura madre spinale. Ateneo parmonse 35, 15—29 (1964).

FIELD, E. J., GRAYSON, J., ROGERS, A. F.: Observations on the blood flow in the spinal cord of the rabbit. J. Physiol. (Lond.) 114, 56—70 (1951).

FOERSTER, O.: Die traumatischen Läsionen des Rückenmarks aufgrund der Kriegserfahrungen. In: Hdb. Neurol. Erg.-Bd. II. Teil, S. 1791—1927. Berlin: Springer 1929.

— Symptomatologie der Erkrankungen des Rückenmarks. Hdb. d. Neurol. Bd. V, S. 1—403. Berlin: Springer 1936.

FORSSMANN, G., PETREN, T.: Die arterielle Versorgung der Brustwirbelkörper. Anat. Anz. 88, 167—178 (1938).

FOX, J. L.: Percutaneous Stereotaxic Chordotomy. Acta neurochir. 18, 309—317 (1968).

GARCIN, R.: Discussion. Acta neurol. belg. 61, 285—294 (1961).

— GODLEWSKI, S., LAPRESLE, J., FARDEAN, M.: Syndromes vasculares aigus probables de la partie inférieure de la moelle chez les sujets proteux de lésions discarthrosiques du rachis dorso-lombaire.

— — RONDOT, P.: Etude clinique des médullopathies d'origine vasculaire. Rev. neurol. 106, 558—585 (1962).

GIANNINI, A., DEL CARLO-GIANNINI, G., BELLINI, S.: Claudicatio intermittens spinalis (Contributo clinico). Rev. Neurobiol. 9, 202—236 (1963).

GILLILAN, L.: The arterial and venous supply of the human spinal cord. Anat. Rec. 127, 466 (1957).

— The arterial blood supply of the human spinal cord. J. comp. Neurol. 110, 75—103 (1958).

— Blood supply of the central nervous system. In: E. C. CROSBY, T. HUMPHRY and E. W. LAUER: Correlative Anatomy of the Nervous System. New York: MacMillan 1962, p. 550—579.

GOUAZE, A., CASTAING, J., SOUTOUL, J. H., FOUSSARD-BLAMPIN, O., SANTINI, J. J., DUPREX, G., CHATELAIN, B., CARBAJO, R., MAUDIT, J.: «Marquage» du sang artériel par les fluorescents biologiques. Etude expérimentale des territoires artériells fonctionells des organes et des tissus. Perspectives cliniques. Presse méd. 72, 2645—2650 (1964).

— — ROUZAUD, M.: Etude expérimental de la vascularisation fonctionelle de la moelle et du cerveau par les fluorescents biologique. Rev. neurol. 111, 227—240 (1964).

— SOUTOUL, J. H.: Les territoires artériel fonctionells de l'axe nerveux révélés par les fluorescents biologiques neurotropes. (Etude expérimentale.) J. Hirnforsch. 7, 481—492 (1965).

— CASTAING, J., SOUTOUL, J. H., CASTAING et collab.: La vascularisation artérielle de la moelle épiniére du lapin. Etude aux fins d'expérimentation. Rev. méd. Tours 4, 391—412 (1963).

— — — SANTINI, J.-J., CHATELAIN, B., KAPAMADJIAN, PH.: La voie artérielle spinale antérieure et les artères centrales de la moelle épiniére du chat domestique. Soc. Anat. Paris 23. 1. 1964.

GOWERS, Sir W. R.: Zitiert bei F. KRAUSE.

GRUNER, J. E., LAPRESLE, J.: Etude anatomo-pathologique des médullopathies d'origine vasculaire. Rev. neurol. 106, 592—630 (1962).

GÜMBEL, U., PIA, H. W., VOGELSANG, H.: Lumbosacrale Gefäßanomalien als Ursache von Ischialgien. Acta neurochir. 20, 131—151 (1969).

HALLER, A.: Elementa physiologica corporis humani. Lausanne 1762.

HASSLER, O.: Media defects and physiological intima cushions in the spinal arteries. Acta Soc. Med. upsalien. 66, 291—300 (1961).

— The arteries of the spinal cord. Differences in morphology at various levels. Anat. Anz. 112, 19—24 (1963).

HEBERER, G., RAU, G., LÖHR, H. H.: Aorta und große Arterien. Pathophysiologie, Klinik, Röntgenologie und Chirurgie. Berlin-Heidelberg-New York: Springer 1966.

HENSON, R. A., CROFT, P. B.: Spontaneous spinal subarachnoid haemorrhage. Quart. J. Med. 25, 53—66 (1956).

HENTSCHEL, M.: Über Querschnittslähmungen, insbesondere akute Formen. Dtsch. Gesundh.-Wes. 12, 294—299 (1957).

— Habil. Schrift Berlin 1967.

HERREN, R. Y., ALEXANDER, L.: Sulcal and intrisic blood vessels of human spinal cord. Arch. Neurol. Psychiat. (Chic.) 41, 678—688 (1939).

HILL, S., VASQUEZ, J. M.: Massive infarction of spinal cord and vertebral bodies as a complication of dissecting aneurysm of the aorta. Circulation 25, 997—1000 (1962).

HODGSON, A. R., YAU, A.: Vordere operative Zugänge zur Wirbelsäule. Actuelle chirurgie 3, 151—160 und 4, 227—236 (1969).

HORSLEY, V.: Zitiert bei F. KRAUSE.

HOUDART, R., DJINDJIAN, R., JULIAN, J., MURTHY, M. avec la collab. de Mm. LEVEBYRE, FAURE, C.: Données nouvelles sur la vascularisation de la moelle dorso-lombaire Application radiologique et intérêt chirurgical. Rev. neurol. 112, 472—476 (1965).

— — MURTH, M.: Vascular Malformations of the Spinal cord. The anatomic and Therapeutic Significance of arteriography. J. Neurosurg. 24, 583—594 (1966).

HUGHES, J. T.: Vertebral artery insufficiency in acute cervical spine trauma. Paraplegia (Edinbg.) 2, 2—14 (1964).

— Pathology of the spinal cord. London: Lloyd-Duke 1966.

— MACINTYRE, A. G.: Spinal cord infarction occurring during thoraco-lumbar sympathectomy. J. Neurol. Neurosurg. Psychiat. 26, 418—421 (1963).

HYNDMAN, O. R., VAN EPPS, C.: Possibility of differential section of the spinothalamic tract. A clinical and histologic study. Arch. Surg. (Lond.) 38, 1036—1053 (1939).

ISHIKAWA, H.: The capillary density of the rhombencephalon, spinal cord and the peripheral nerves in the cat. Acta med. (jap.) 50, 4275—4292 (1959).

JELLINGER, K.: Zur Orthologie und Pathologie der Rückenmarksdurchblutung. Wien, New York: Springer-Verlag 1966.

— Die pathologische Anatomie der Rückenmarkstraumen. Wien. klin. Wschr. 75, 566—569 (1963 a).

— Zur Morphologie und Pathogenese arterieller Durchblutungsstörungen des Rückenmarks. Wien. klin. Wschr. 76, 109—114 (1964 a).

— Zur Morphologie und Pathogenese spinaler Läsionen bei Verletzungen der Halswirbelsäule. Acta neuropath. (Berl.) 3, 451—468 (1964 b).

— Experimentelle Untersuchungen zur Frage der arteriellen Versorgungsgebiete des Rückenmarks. Acta neuropath. (Berl.) 6, 200—207 (1966 a).

— Morphologische und pathogenetische Probleme der spinalen Mangeldurchblutung. Tgg. Dtsch. Ges. Neurol. Wiesbaden 1966 b. Verh. dtsch. Kongr. inn. Med. 72, 1080—1091 (1966).

— Zur Morphologie und Pathogenese traumatischer Querschnittslähmungen. In: Traumatische Querschnittslähmungen, WS-Band 42, S. 9—38. Stuttgart: Hippokrates 1969.

— PIZA, F., ZEITLHOFER, J.: Spinale Komplikation nach infrarenaler Klemmung der Aorta. Klin. Med. (Wien) 10, 438—448 (1964).

JENSEN, H. P.: Zur Differentialdiagnose traumatischer Querschnittslähmungen. Verh. dtsch. orthop. Ges. 93, 347—350 (1960).

KADYI, H.: Über die Blutgefäße des menschlichen Rückenmarks. Anat. Anz. 1, 304—314 (1889).

— Über die Blutgefäße des menschlichen Rückenmarks. Lemberg: Gubrynowicu und Schmidt 1889.

KAHN, E. A., RAND, R. W.: On the anatomy of anterolateral cordotomy. J. neurosurg. 9, 611—619 (1952).

KALM, H.: Über die Entstehung und Lokalisation der Querschnittslähmung. Dtsch. Z. Nervenheilk. 170, 261—273 (1953).

KILLEN, D. A.: Paraplegia in the dog following mobilization of the abdominal and lower thoracic aorta from the posterior parietes. Surgery 57, 542—548 (1965).

— FOSTER, J. H.: Spinal cord injury as a complication of aortography. Ann. Surg. 152, 211—230 (1960).

KLAUE, R.: Beitrag zur pathologischen Anatomie der Verletzung des Rückenmarks mit besonderer Berücksichtigung der Rückenmarkskontusion. Ein Vergleich zwischen Rückenmarks- und Hirnverletzungen. Arch. Psychiat. Z. Neur. **180**, 206—270 (1948).

KRAUSE, F.: Chirurgie des Gehirns und des Rückenmarks. Berlin-Wien: Urban und Schwarzenberg 1911.

KRAYENBÜHL, H., YASARGIL, M. G.: Die Varicosis spinalis und ihre Behandlung. Schweiz. Arch. Neurol. Neurochir. Psychiat. **92**, 74—92 (1963).

KUHLENDAHL, H.: Die neurologischen Syndrome bei der Überstreckungsverletzung der Halswirbelsäule und dem sogenannten Schleudertrauma. Münch. med. Wschr. **106**, 1052—1030 (1964).

— Diskussion. Tgg. Dtsch. Ges. Neurologie Wiesbaden. Verh. dtsch. Kongr. inn. Med. **72**, 1052—1054 (1966).

— FELTEN, H.: Die chronische Rückenmarksschädigung spinalen Ursprungs. Dtsch. Z. Chir. **283**, 96—128 (1956).

KYRATSOS, K. G.: Zur Klinik und Pathologie der Myelomalazien. Inaug. Diss. München 1956.

LAUSBERG, G.: Zur Pathophysiologie der Querschnittslähmung bei malignen Wirbeltumoren. Dtsch. med. Wschr. 2424—2427 (1968).

LAZORTHES, G., PULHES, J., BASTIDE, G., ROULEAU, J., CHANCOLLÈ, A. R.: Recherches sur la vascularisation artérielle de la moelle. Applications à la pathologie médullaire. Bull. Acad. nat. Méd. **41**, 464—477 (1957).

— La vascularisation artérielle de la moelle. Recherches anatomiques et applications à la pathologie médullaire et à la pathologie aortique. Neuro-chirurgie **4**, 3—19 (1958).

— — — — — ZADEH, O.: La vascularisation de la moelle épinière. Etude anatomique et physiologique. Rev. neurol. **106**, 545—557 (1962).

LHERMITTE, F., CORBIN, J. L.: La circulation artérielle de la moelle et ses troubles en pathologie. Rev. prat. (Paris) **10**, 2921—2933 (1960).

— — Discussion des Rapport. Rev. neurol. **106**, 648—655 (1962).

LINDENBERG, R.: Das Gefäßsystem des Rückenmarks. In: Hdb. spez. path. Anat. Histol. Bd. XIII/1 B, S. 1154—1164. Berlin-Göttingen-Heidelberg: Springer 1957.

— Die Gefäßversorgung und ihre Bedeutung für Art und Ort von kreislaufbedingten Gewebsschäden und Gefäßprozessen. **XIII**, 1 (1956).

MANNEN, T.: Vascular lesions in the spinal cord in the aged. Clin. neurol. (jap.) **3**, 639—656 (1964).

— Studies on vascular lesions in the spinal cord in the aged. Clinico-pathological study. Acta geront. jap. **37**, 16—36 (1963).

MARGOLIS, G., TARAZI, A. K., GRIMSON, K. S.: Contrast medium injury to the spinal cord produced by aortography. Pathologie anatomy of the experimental lesion. J. Neurosurg. **13**, 349—365 (1956).

— GRIFFIN, A. T., KENAN, P. D., TINDALL, G. T., LAUGHLIN, E. H., PHILLIPPS, R. L.: Circulatory dynamics of the canine spinal cord. Temporal phases of blood flow measured by flourescin and serioroentgenographic methods. J. Neurosurg. **14**, 506—513 (1957).

— — — — RIGGINS, R., FORT, L.: Contrast-medium injury or the spinal cord. The role of altered circulatory dynamics. J. Neurosurg. **16**, 390—406 (1959).

MENZEL, J., PENZHOLZ, H., PISCOL, K.: Der transorale Zugang zur oberen Halswirbelsäule. (Kongreßband im Druck.) Excerpta med. **217**, 40 (1970).

METTLER, F. A.: Neuroanatomy, 2nd ed. St. Louis: C. V. Mosby 1948.

MIYADI, T.: Pri la angioj de la spinalmedolo de janpanoj. I. Pri la arterioj de la spinalmedolo. Mitt. med. Fak. Tokyo **45**, 1727—1753 (1950).

MOLNAR: Zitiert bei JELLINGER 1966.

NOESKE, K.: Über die arterielle Versorgung des menschlichen Rückenmarks. Gegenbaurs morph. Jb. **99**, 455—497 (1958).

NUNES VICENTE, A.: Les ramollissements totaux et centraux de la moelle. Acta neurol. belg. **61**, 962—965 (1961).

— Enfarte medular. Contribuicao Experimental e Anatomo-Patologia. Coimbra 1964, S. 590.

OSWALD, K.: Untersuchungen über das Vorkommen von Sperrmechanismen in den Venae radiculares des Menschen. Med. Inaug. Diss. Berlin 1961.

Otomo, E., van Buskirk, Ch., Workman, J. B.: Circulation of the spinal cord studies by autoradiography. Neurology (Minneap.) 10, 112—122 (1960 a).

Palleske, H.: Experimental Investigations on the Regulation of the Blood Circulation of the Spinal cord. II. The influence of vaso-active substances on the haemodynamics of the spinal cord under physiological conditions. Acta neurochir. 19, 217—232 (1968).

— Herrmann, H. D.: Experimental Investigations on the Regulation of the Blood Flow of the spinal cord. Acta neurochir. 19, 73—80 (1968).

Payne, E. E., Spillane, J. D.: The cervical spine. An anatomo-pathological study of 70 specimens (using a special technique) with particular reference to the problem of spondylosis. Brain 80, 571—596 (1957).

Penzholz, H.: Indikation, Technik und Erfolge der operativen und konservativen Behandlung des Lumbago-Ischias-Syndroms. Langenbecks Arch. Chir. 281, 120—152 (1955).

— Persönl. Mitteilung (1967).

Perese, D. M., Fracasso, J. E.: Anatomical consideration in surgery of the spinal cord. A study of vessels and measurement of the cord. J. Neurosurg. 16, 314—325 (1959).

Pia, H. W., Vogelsang, H.: Diagnose und Therapie spinaler Angiome. Dtsch. Z. Nervenheilk. 187, 74—96 (1965).

Piscol, K.: Funktionelle Grenzbereiche der Arteria spinalis anterior. In: Traumatische Querschnittslähmungen, WS-Band 42, S. 39—44. Stuttgart: Hippokrates 1969.

— The functional endartery territories of the spinal cord. (Vortrag III. European Congress of Neurosurgery.) Ref.: Excerpta medica (Amst.) 139, 41 (1967).

— Rückenmarkstumoren. In: Innere Medizin in Praxis und Klinik (3 Bd.), Teil: Krankheiten des Nervensystems. (Hrsg.: H. Hornbostel, W. Kaufmann, W. Siegenthaler.) Stuttgart: Georg Thieme 1971.

— Noteingriffe bei Rückenmarkserkrankungen. Langenbecks Arch. Chir. 327, 986—992 (1970).

— Functional anatomy of the spinal vessels. 80th Meeting of "The Society of British Neurological Surgeous", Cambridge 1970.

— Tierexperimentelle arteriographische Untersuchungen am sensibilisierten cerebralen Gefäßsystem. Proc. VII Intern. Congr. Neurol. 2, 1008—1011 (1961).

— Vaskularisation und Zirkulation im Bereiche der Medulla spinalis und ihre neurochirurgische Relevanz. Habil. Schrift Heidelberg 1969.

— Remagen, W.: Beitrag zum Problem der ischaemischen Rückenmarkschädigung. Dtsch. Z. Nervenheilk. 196, 190—205 (1969).

Pollak, E.: Anatomie des Rückenmarks, der Medulla oblongata und der Brücke. In: Hdb Neurol. Bd. 1, S. 265—424. Berlin: Springer 1935.

Quast, H. v.: Die Venen der Rückenmarksoberfläche. Gegenbaurs morph. Jb. 102, 33—64 (1961).

Rand, R. W., Rand, C. W.: Intraspinal tumors of childhood. Springfield, Ill.: Ch. C Thomas 1960.

Recht, J.: Vaskuläre Schäden bei Tumoren des Rückenmarkes. Inaug. Diss. Köln 1965.

Rexed, B.: Some observations on the effect of compression of short duration of the abdominal aorta in the rabbit. Acta psychiat. (Kbh.) 15, 365—398 (1940).

Roll, D.: Über die Arterien der Pars caudalis des menschlichen Rückenmarks und das Vorkommen arterio-venöser Anastomosen im Stromgebiet der A. radicularis magna. Gegenbaurs. morph. Jb. 99, 425—454 (1958).

Romanes, G. J.: The arterial blood supply of the human spinal cord. Paraplegia (Edinbg.) 2, 199—207 (1965).

Sarteschi, P.: Discussion des rapport. Rev. neurol. 106, 657—659 (1962).

— Giannini, A.: La pathologia vascolare del midollo spinale. Pisa: Giardini 1960, S. 402.

Schliack, H., Fölsch, E.: Über die angiodysgenetische Myelomalacie. Nervenarzt 29, 392 bis 400 (1958).

Schneider, R. C., Grosby, E. C.: Vascular insufficiency of brain stem and spinal cord in spinal trauma. Neurology (Minneap.) 9, 643—656 (1959).

Seze, S. de, Guillaume, J., Despronges-Gotteron, R., Jurmand, S. H., Maitre, M.: Sciatique paralysante. Etude clinique, pathogénique et thérapeutique d'après 100 observation. Sem. Hôp. Paris 28, 1773—1786 (1957).

Shimomura, Y., Hukuda, S., Mizuno, S.: Experimental study of ischemic damage to the cervical spinal cord. J. Neurosurg. 28, 565—581 (1968).

SOLOTUCHIN, A. S.: Die Blutversorgung der Wirbelsäule des Menschen. Fortschr. Röntgenstr. 47, 175 (1933).

SORGO, W.: Paraplegie durch venöse Stauung des Rückenmarks. Zbl. Neurochir. 11, 109—112 (1951).

STENDER, A., WENDE, S.: Spinale Gefäßmißbildungen. GALENUS, J. Med. Surg. Spec. (Thessaloniki) 4, 5—29 (1962).

STERZI, G.: Die Blutgefäße des Rückenmarks. Untersuchungen über ihre vergleichende Anatomie und Entwicklungsgeschichte. Anat. H. 74, 1—364 (1904).

STOCHDORPH, O.: Zur Deutung histologischer Befunde bei chronischen Kreislaufstörungen des Rückenmarks. Acta neurochir. (Wien) VII, 386—387 (1961).

STRONG, L. H.: Embryology. In: D. I. ABRAMSON: Blood vessels and lymphatics. New York and London: Academic Press 1962, p. 221.

SUH, TH., ALEXANDER, L.: Vascular system of the human spinal cord. Arch. Neurol. Psychiat. (Chic.) 31, 659—677 (1939).

SVIEN, H. J., BAKER, JR., H. L.: Roentgenographic and surgical aspects of the vascular anomalies of the spinal cord. Surg. Gynec. Obstet. 112, 729—735 (1961).

TAKAHASHI, Y.: An autopsy case of the anterior spinal artery syndrome. Acta path. jap. 9 (suppl.), 905—912 (1959).

TANDLER, J.: Lehrbuch der systematischen Anatomie. Bd. II. Leipzig 1926.

TANON, L.: Les artéres de la moelle dorso-lombaire. Thèse Paris Vigot éd. 1908.

TÖNNIS, D.: Rückenmarkstrauma und Mangeldurchblutung. Beitr. Neurochir., H. 5, 1963. Leipzig: J. A. Barth.

TÖNNIS, W.: Zitiert bei BISCHOFF u. NITTNER (1965/66).

TORR, J. B. D.: The arterial supply of the foetal spinal cord. J. Anat. (Lond.) 91, 576 (1957 a).

— The embryonal development of the anterior spinal artery in man. J. Anat. (Lond.) 91, 587 (1957 b).

— The dependence of blood supply of the spinal cord on certain aortic segments. J. Anat. (Lond.) 91, 612 (1957 c).

— The blood supply of the human spinal cord. Med. Dissert. Manchester 1957/58.

TUREEN, L. L.: Effect of experimental temporary vascular occlusion on spinal cord. Arch. Neurol. Psychiat. (Chic.) 35, 789—807 (1936).

— Circulation of the spinal cord and the effect of vascular occlusion. Symposium on blood supply. Ass. Res. nerv. Dis. Proc. 18, 394—437 (1938).

— Effect of experimental temporary vascular occlusion on the spinal cord. Arch. Neurol. Psychiat. (Chic.) 39, 455—466 (1938).

TURNBULL, J. M., BREIG, A., HASSLER, O.: Blood supply of cervical spinal cord in man. A microangiographic cadaver study. J. Neurosurg. 24, 951—965 (1966).

VIEUSSENS, R.: Neurographia universalis. Frankfurt: G. W. K. Kühn 1690.

VOGEL, P., MEYER, H. H.: Über eine akute Querlähmung des Rückenmarks und ihre anatomische Grundlage (Verschluß der vorderen Spinalarterie). Dtsch. Z. Nervenheilk. 143, 217—228 (1937).

VOGELSANG, H.: Die spinale Ossovenographie. Berlin: Walter de Gruyter 1969.

WAHREN, W.: Anatomische Befunde im Rückenmark eines blausüchtigen Säuglings. Verh. dtsch. Kongr. inn. Med. 72, 1096—1098 (1967).

WEICKMANN, F.: Grundlagen der angiographischen Diagnostik cerebraler Gefäßprozesse. In: Die cerebralen Durchblutungsstörungen des Erwachsenenalters (Hrsg.: J. Quandt). Berlin: Verl. Volk und Gesundheit 1959.

WHITE, J. C., SWEET, W. H.: Pain: Its mechanisms and neurosurgical control. Springfield: Charles C. Thomas 1955.

WOLF, G.: Die klinische Diagnose der Myelomalacie. Verh. dtsch. Kongr. inn. Med. 72, 1091 (1966).

WOODARD, J. S., FREEMAN, L. W.: Ischemia of the spinal cord. An experimental study. J. Neurosurg. 13, 63—72 (1956).

WOOLLAM, H. H. M., MILLEM, J. W.: The arterial supply of the spinal cord and its significance. J. Neurol. Neurosurg. Psychiat. 18, 97—102 (1955).

WOOLLAM, H. H. M.: Discussion on vascular disease of the spinal cord. Proc. roy. Soc. Med., sect. Neur. 51, 540—543 (1958).

WÜLLENWEBER, R.: Untersuchungen der spinalen Durchblutung mit Thermosonden beim Menschen. Dtsch. Z. Nervenheilk. 195, 33—41 (1969).

YOSS, R. E.: Vascular supply of the spinal cord: the production of vascular syndromes. Univ. Mich. med. Bull. (Ann Arbor) 16, 333—345 (1950).

ZÜLCH, K. J.: Neue Befunde und Deutungen aus der Gefäßpathologie des Hirns und Rückenmarkes. Zbl. allg. Path. Anat. 90, 402—403 (1953).

— Mangeldurchblutung an den Grenzzonen zweier Gefäßgebiete als Ursache bisher ungeklärter Rückenmarksschädigungen. Dtsch. Z. Nervenheilk. 172, 81—101 (1954).

— Discussion. Acta Neurol. Psychiat. Belg. 61, 283—285 (1961).

— Réflexions sur la physiopathologie des troubles vasculaires médullaires. Rev. neurol. 106, 632—645 (1962).

— Spinale Mangeldurchblutung und ihre Folgen. Tgg. Dtsch. Ges. Neurol. Wiesbaden 1966. Verh. dtsch. Kongr. inn. Med. 72, 1007—1059 (1966).

Sachverzeichnis

Kursiv gesetzte Seitenzahlen weisen auf inhaltliche Schwerpunkte hin.

Schriftenreihe Neurologie – Neurology Series

1. Kahle: Die Entwicklung der menschlichen Großhirnhemisphäre
2. Prill: Die neurologische Symptomatologie der akuten und chronischen Nierensuffizienz
3. Kunze: Das Sauerstoffdruckfeld im normalen und pathologisch veränderten Muskel
4. Pilz: Die Lipide des normalen und pathologischen Liquor cerebrospinalis
5. Rabe: Die Kombination hysterischer und epileptischer Anfälle
6. Ulrich: Die cerebralen Entmarkungskrankheiten im Kindesalter
7. Puff: Die klinische Elektromyographie in der Differentialdiagnose von Neuro- und Myopathien
8. Piscol: Die Blutversorgung des Rückenmarkes und ihre klinische Relevanz
9. Wiesendanger: Pathophysiology of Muscle Tone
10. Spiess: Schädigungen am peripheren Nervensystem durch ionisierende Strahlen

Monographien aus dem Gesamtgebiete der Psychiatrie – Psychiatry Series

1. Hartmann: Theoretische und empirische Beiträge zur Verwahrlosungsforschung
2. Matussek: Die Konzentrationslagerhaft und ihre Folgen
3. Adams: Informationstheorie und Psychopathologie des Gedächtnisses
4. Nissen: Depressive Syndrome im Kindes- und Jugendalter
5. Moser: Die langfristige Entwicklung Oligophrener
6. Feldmann: Hypochondrie